Band 17, Heft 4, Dezember 2001

Chirurgische Gastroenterologie
Interdisziplinär

Hauptthema

H. Friess, Heidelberg
J.R. Izbicki, Hamburg
J. Mössner, Leipzig
M.W. Büchler,
Heidelberg (Hrsg.)

Chronische Pankreatitis

Eingeladene Beiträge

Interdisziplinäres Gespräch

Weitere Rubriken

Der interessante Fall

Innovationen

Buchbesprechungen

Tagungen und Kongresse

Jahresregister

Basel · Freiburg · Paris · London · New York ·
New Delhi · Bangkok · Singapore · Tokyo · Sydney

Chirurgische Gastroenterologie interdisziplinär

Band 17, Heft 4, Dezember 2001

Gegründet 1984 als «Chirurgische Gastroenterologie mit interdisziplinären Gesprächen» durch A. Akovbiantz, H. Denk, K.-J. Paquet und C.E. Zöckler.

S. Karger · Medical and Scientific Publishers · Basel · Freiburg · Paris · London · New York · New Delhi · Bangkok · Singapore · Tokyo · Sydney

Die Zeitschrift erscheint vierteljährlich; pro Jahr erscheint 1 Band zu je 4 Heften. Bezugspreis für Jahrgang 17, 2001: DEM 245,– / SFr 184,– einschließlich MwSt., zuzüglich Postgebühren. Der Abonnementpreis ist im voraus zahlbar. Das Abonnement der Zeitschrift läuft weiter, wenn es nicht spätestens 4 Wochen vor Abschluss eines Bandes abbestellt wird.

Abonnementbestellungen können bei jeder Buchhandlung oder direkt beim Verlag aufgegeben werden:

Deutschland:
S. Karger GmbH
Lörracher Str. 16a
D-79115 Freiburg
Tel. +49 7 61 4 52 07 0
Fax +49 7 61 4 52 07 14
E-mail Information@Karger.de

Übrige Länder:
S. Karger AG
Allschwilerstr. 10
Postfach
CH-4009 Basel
Tel. +41 61 3 06 11 11
Fax +41 61 3 06 12 34
E-Mail Karger@Karger.ch

Anzeigen: S. Karger
Verlag für Medizin und Naturwissenschaften GmbH,
Lörracher Str. 16a, D-79115 Freiburg, Tel. +49 7 61 4 52 07 0.
Gültig ist die Preisliste Nr. 8 vom 1. Januar 2001.

Verlagsleitung: und presserechtlich verantwortlich: Sibylle Hopf
Redaktionsassistenz: Dr. Hannelore Tenckhoff
Anzeigenleitung: Susanne Meister
Produktionsleitung: Georg Brunner

Gesamtherstellung: KONKORDIA GmbH, Bühl
Das Medienunternehmen

ISBN 3-8055-7252-2

KARGER

Fax +49 761 4 52 07 14
E-mail Information@Karger.de
www.karger.com

Home Page der Zeitschrift:
www.karger.com/journals/cga

Bibliographische Dienste:
EMBASE / Excerpta Medica
Reference Update

Chirurgische Gastroenterologie Interdisziplinär

Inhalt · Contents

Band 17, Heft 4, Dezember 2001

Editorial

Hauptthemen

Vol. 17, Issue 4, December 2001

Editorial

Main Topic

KARGER
Fax +49 761 4 52 07 14
E-mail Information@Karger.de
www.karger.com

Accessible online at:
www.karger.com/journals/cga

Chirurgische Gastroenterologie Interdisziplinär

Inhalt · Contents

Band 17, Heft 4, Dezember 2001

Vol. 17, Issue 4, December 2001

KARGER
Fax +49 761 4 52 07 14
E-mail Information@Karger.de
www.karger.com

Accessible online at:
www.karger.com/journals/cga

Chirurgische Gastroenterologie Interdisziplinär

Editorial

Chir Gastroenterol 2001;17:277

Chronische Pankreatitis

Die chronische Pankreatitis wurde erstmals 1946 von Comfort und Mitarbeitern als eigene Krankheitsentität beschrieben. Der fortschreitende Entzündungsprozess in der Bauchspeicheldrüse führt zu einem Verlust des exokrinen und endokrinen Pankreasgewebes, was sich klinisch als exokrine und endokrine Pankreasinsuffizienz manifestiert. Die genauen Mechanismen, die zur Krankheitsentstehung und der progressiven Zerstörung des Pankreas beitragen, sind nach wie vor nicht vollständig verstanden. Allerdings hat unser Wissen über molekulare und zelluläre Mechanismen, die zu der chronischen Entzündung und Gewebezerstörung beitragen, durch neuere Erkenntnisse aus der Grundlagenforschung deutlich zugenommen. Wir haben in den letzten Jahren gelernt, dass neben Alkohol auch genetische Veränderungen eine entscheidende ätiologische Rolle bei der chronischen Pankreatitis spielen. So findet man bei der hereditären chronischen Pankreatitis verschiedene Genmutationen, die in den komplizierten Regelprozess der Pankreasenzymaktivierung und -inhibierung eingreifen. Zusätzliche haben sich neue pathophysiologische Konzepte der Schmerzentstehung etablieren können, welche auf molekularen Alterationen und Interaktionen zwischen Pankreasnerven, dem exokrinen Pankreasgewebe und im Pankreasgewebe vorhandenen Entzündungszellen basieren.

Fortschritte in unserem pathophysiologischen Verständnis der chronischen Pankreatitis hatten auch Einfluss auf die Diagnostik und Beurteilung der chronischen Pankreatitis. Bildgebende Verfahren wie die Computertomografie und der endoskopische Ultraschall sind in den letzten Jahren deutlich verbessert worden, und die Einführung und Weiterentwicklung von neuen bildgebenden Verfahren wie der Magnetresonanztomografie und der Magnetresonanz-Cholangiopankreatikografie haben zusätzlich zu einer Verbesserung der Diagnostik der chronischen Pankreatitis beigetragen.

Hinsichtlich der Therapie der chronischen Pankreatitis besteht weitgehende Übereinstimmung, dass im Frühstadium eine konservative symptomatische Behandlung im Vordergrund steht. Dennoch erfordert das Auftreten von Komplikationen an der Bauschspeicheldrüse selbst oder an benachbarten Organen (z.B. Duodenum, Choledochus, retropankreatische Gefäße) ein interdisziplinäres Patientenmanagement mit abgewogener Anwendung von konservativen, endoskopischen oder chirurgischen Verfahren. Die möglichen therapeutischen Optionen, die sowohl von medizinischer, von gastroenterologischer als auch von chirurgischer Seite möglich sind, werden in diesem Themenheft von Experten beschrieben. Ein weiterer Schwerpunkt widmet sich der chirurgischen Behandlung der chronischen Pankreatitis. Die immer noch kontrovers diskutierten Operationsverfahren deuten darauf hin, dass nach wie vor Unstimmigkeiten in der adäquaten Behandlung der chronischen Pankreatitis bestehen und dass auch in diesem Bereich in den nächsten Jahren ein Konsensus im Einklang mit interventionellen Behandlungsmethoden erarbeitet werden muss.

Wir möchten bei dieser Gelegenheit allen Mitwirkenden an diesem Themenheft für die gründliche und hochaktuelle Analyse des jeweiligen Themenkreises danken und hoffen, dass interessantes Wissen über die chronische Pankreatitis an die Leser weitergegeben werden kann.

H. Friess, Heidelberg, *J.R. Izbicki*, Hamburg
J. Mössner, Leipzig, *M.W. Büchler*, Heidelberg

KARGER

Fax +49 761 4 52 07 14
E-mail Information@Karger.de
www.karger.com

Accessible online at:
www.karger.com/journals/cga

Chirurgische Gastroenterologie Interdisziplinär

Hauptthema · Main Topic

Chir Gastroenterol 2001;17:278–281

Chronische Pankreatitis: Pathogenese, molekulare Pathophysiologie und genetische Veränderungen

P. Simon J. Mayerle F.U. Weiss J. Schnekenburger W. Domschke M.M. Lerch

Medizinische Klinik und Poliklinik B, Westfälische Wilhelms-Universität, Münster

Schlüsselwörter
Hereditäre Pankreatitis · Chronische Pankreatitis · SPINK · R122H · N29I

Zusammenfassung
Die chronische Pankreatitis tritt in den meisten Fällen im Zusammenhang mit einem Alkoholabusus auf, wobei die Art des alkoholischen Getränks, das im Übermaß genossen wird, für die Pathogenese offensichtlich keine Rolle spielt. In den letzten 10 Jahren hat eine Reihe von pathophysiologischen, biochemischen und vor allem molekulargenetischen Untersuchungen zu einem verbesserten Verständnis der Grundlagen der chronischen Pankreatitis beigetragen. Hieraus ergibt sich heute erstmals die realistische Möglichkeit, in der Zukunft kausale Therapieansätze für die chronische Pankreatitis zu entwickeln, auch wenn diese heute für die klinische Praxis noch nicht zur Verfügung stehen. Der Artikel fasst die pathogenetischen, pathophysiologischen und genetischen Grundlagen der chronischen Pankreatitis zusammen.

Key Words
Hereditary pancreatitis · Chronic pancreatitis · SPINK · R122H · N29I

Summary
Chronic Pancreatitis: Pathogenesis, Molecular Pathophysiology, and Genetic Changes
Most cases of chronic pancreatitis are caused by immoderate alcohol consumption or alcohol abuse. The type of alcoholic beverage that is being excessively consumed, on the other hand, appears to be immaterial for the onset of pancreatitis. Over the last decade a number of pathophysiological, biochemical and genetic studies have permitted a better understanding of the pathogenetic basis of chronic pancreatitis. This elucidation of the molecular mechanisms involved in the disease process will most probably lead to the development of causal treatment modalities – although none is available so far. Here we review the latest developments and research results that have addressed the pathogenesis of chronic pancreatitis.

Epidemiologie und Pathogenese der chronischen Pankreatitis

Die chronische Pankreatitis ist eine oft schubweise verlaufende, nichtinfektiöse Entzündung der Bauchspeicheldrüse. Im klinischen Verlauf bilden sich häufig fokale Nekrosen, entzündliche Infiltrate, eine Fibrose des Parenchyms, Kalzifikationen in den Ausführungsgängen und im Gewebe sowie Pseudozysten. Nach mehrjährigem Verlauf kommt es zur exokrinen und endokrinen Pankreasinsuffizienz [1]. In westlichen Industrieländern sind 70–80% der Fälle von chronischer Pankreatitis durch langjährigen Alkoholabusus verursacht, und die Inzidenz liegt zwischen 3 und 10 Fällen pro 100 000 Einwohnern. Männer sind häufiger betroffen als Frauen [2]. Über den Zusammenhang zwischen chronischem Alkoholabusus und dem Auftreten einer chronischen Pankreatitis gibt es eine Reihe von Hypothesen. Die Obstruktionshypothese besagt, dass chronischer Alkoholkonsum die Zusammensetzung des

KARGER
Fax +49 761 4 52 07 14
E-mail Information@Karger.de
www.karger.com

Accessible online at:
www.karger.com/journals/cga

Prof. Dr. M.M. Lerch
Medizinische Klinik und Poliklinik B
Westfälische Wilhelms-Universität
Albert-Schweitzer-Straße 33, D-48129 Münster (Deutschland)
Tel. +49 251 834-7559, Fax -9540
E-mail markus.lerch@uni-muenster.de

Pankreassekrets verändert und dadurch in den Azini und kleinen Gängen Proteinpfröpfe entstehen. Diese Proteinpräzipitate verkalken, verlegen den Abfluss des Sekrets und unterhalten eine chronische Entzündung [3]. Eine besondere Bedeutung scheint hierbei einer Gruppe von sekretorischen Proteinen, den so genannten Lithostatinen, zuzukommen, die das Löslichkeitsprodukt von Kalzium im Pankreassaft beeinflussen [4]. Die zweite oder Detoxifikationshypothese besagt, dass die alkoholgeschädigte Leber keine ausreichende Entgiftung mehr gewährleistet und deshalb nicht eliminierte freie Radikale die Azinuszellen schädigen. Die aus untergegangenen Azinuszellen ins Interstitium freigesetzten Verdauungsenzyme würden dann die chronische Entzündung unterhalten [5]. Die dritte oder toxisch-metabolische Hypothese besagt, dass die chronische Alkoholeinwirkung die Azinuszellen direkt schädigt und diese dann, ähnlich der Fettleber beim Alkoholabusus, unter Bildung von Fettvakuolen degenerieren. Bei dieser Hypothese steht somit der Funktionsverlust des exokrinen Parenchyms am Anfang und nicht am Ende der Kausalkette [6]. Andere Formen der chronischen Pankreatitis, die nicht durch Alkohol verursacht werden, sind die tropische Pankreatitis in Südostasien und Afrika [7], die durch chronische Hyperkalzämie hervorgerufene Pankreatitis [8] und die chronisch hereditären Pankreatitiden [9]. Eine Sonderform bildet die chronisch obstruktive Pankreatitis, die entsteht, wenn eine anatomische Abflussbehinderung des Pankreassekrets durch z.B. Narben, Strikturen oder benigne Tumoren vorliegt. Heute wird angenommen, dass Gallensteine nur zu einer akuten Pankreatitis führen können, während auch eine akute Episode infolge von Alkoholabusus meist Ausdruck eines chronischen Krankheitsgeschehens ist [10]. Bei etwa 20% der Patienten wird keine ätiopathogenetische Ursache für die chronische Pankreatitis gefunden. Diese Fälle werden als idiopathisch bezeichnet [11].

Genetik und Pathophysiologie der chronischen Pankreatitis: Mutationen im kationischen Trypsinogen(PRSS1)-Gen

Eine hereditäre Form der chronischen Pankreatitis wurde erstmals 1952 von Comfort und Steinberg [12] beschrieben. Diese Erkrankung beginnt meist in der Kindheit oder im jungen Erwachsenenalter und führt im Verlauf zu einer schweren, kalzifizierenden Pankreatitis mit exokriner und endokriner Insuffizienz. Patienten mit hereditärer Pankreatitis haben darüber hinaus ein deutlich erhöhtes Risiko, im Laufe ihres Lebens an einem Pankreaskarzinom zu erkranken. Die hereditäre Pankreatitis unterscheidet sich klinisch nicht von anderen Formen der rezidivierenden Pankreatitis [13] und wird, zumindest bei den häufigeren Mutationen, autosomal-dominant vererbt.

Vor 5 Jahren wurden erstmals Hinweise darauf gefunden, dass Trypsin eine Schlüsselrolle bei der Entstehung der chronischen Pankreatitis zukommt und Keimbahnmutationen, die die Struktur und Funktion des intrapankreatischen Trypsinogens beeinträchtigen, eine wichtige Rolle bei erblichen Formen der Pankreatitis spielen [14–16].

Trypsin aktiviert im Rahmen einer Aktivierungskaskade der pankreatischen Verdauungsproteasen nicht nur sich selbst, sondern auch die meisten anderen proteolytischen Proenzyme [17]. Es wird als inaktives Trypsinogen vom exokrinen Pankreas sezerniert und erst im Darm durch die Abspaltung eines Aktivierungspeptids (TAP) durch das Bürstensaumenzym Enterokinase aktiviert. Im gesunden Pankreas werden wahrscheinlich auch geringe Mengen von Trypsinogen zu Trypsin umgewandelt, wobei diese Aktivität aber durch Bindung an den Serinprotease-Inhibitor Kazal-Typ 1 (SPINK1) neutralisiert oder durch Trypsin selbst oder Mesotrypsin degradiert wird [18].

1996 wurde der verantwortliche Genort für die hereditäre Pankreatitis auf dem langen Arm des Chromosoms 7 (7q35) lokalisiert [19]. Im gleichen Jahr wurde eine Punktmutation im kationischen Trypsinogen-Gen als Ursache für die Erkrankung identifiziert. Diese Punktmutation R122H führt zu einem Aminosäurenaustausch von Arginin durch Histidin an Position 122 des Proteins [14]. Bis heute sind weitere Mutationen im kationischen Trypsinogen-Gen identifiziert worden, wobei die Punktmutation N29I, die zu einem Aminosäurenaustausch von Asparagin zu Isoleucin an Position 29 des Proteins führt, nach der R122H-Mutation die zweithäufigste genetische Veränderung bei der hereditären chronischen Pankreatitis darstellt [20]. Zumindest diese beiden Mutationen werden autosomal-dominant vererbt, wobei die Penetranz nur etwa 80% beträgt. Dies bedeutet, dass jeder fünfte Merkmalsträger nie an einer Pankreatitis erkranken wird. Der zugrunde liegende pathophysiologische Mechanismus, der bei Vorliegen von Trypsinogen-Mutationen zur Pankreatitis führt, ist noch nicht vollständig aufgeklärt. In Bezug auf die R122H-Mutation wird vermutet, dass diese aktiviertes Trypsin unempfindlich gegenüber einer hydrolytischen Degradation macht [21]. Allerdings ergab die gezielte Mutagenese von rekombinantem humanem Trypsinogen, dass sowohl die R122H- als auch die N29I-Mutation in vitro zu einer verstärkten Autoaktivierung führt, während die R122H-Mutation zusätzlich den proteolytischen Abbau des Enzyms vermindert [22]. Bezüglich der N29I-Mutation wurde zunächst vermutet, dass sie zu einer vermehrten Autoaktivierung oder zu einer verminderten Proteolyse führt [23]. Allerdings zeigten funktionelle Studien an rekombinantem menschlichem Trypsinogen, in das die N29I-Mutation eingefügt wurde, dass in erster Linie eine gesteigerte Autoaktivierung und keine verminderte Degradierung Folge dieses Aminosäurenaustauschs ist [24].

Im letzten Jahr wurde mit *SPINK1* ein weiteres Gen als krankheitsrelevant für die chronische Pankreatitis identifiziert [16]. Der Serinprotease-Inhibitor SPINK1, der auch als pankreatischer sekretorischer Trypsin-Inhibitor (PSTI) bezeichnet wurde, ist ein spezifischer intrapankreatischer Inhibitor von Trypsin und anderen Verdauungsproteasen. SPINK1 wurde erstmalig 1948 von Kazal et al. [25] aus dem Pankreas isoliert und lässt sich im Pankreassekret aller untersuchten Spezies nachweisen. Außer dem Pankreas exprimieren auch der Gastrointestinaltrakt sowie zahlreiche andere Gewebe wie Leber, Lunge, Nieren, Ovarien und Brustdrüse SPINK1. Es fungiert nicht nur als intrapankreatischer Proteaseninhibitor, sondern auch als Akute-Phase-Protein und ist wahrscheinlich bedeutsam beim Schutz der gastrointestinalen Epithelschicht vor exzessiver Verdauung und bei der Wundheilung. Das humane *SPINK1*-Gen ist auf Chromosom 5 lokalisiert und setzt sich aus vier Exonen zusammen [26].

Die Tatsache, dass neben dem kationischen Trypsinogen-Gen mit *SPINK1* noch eine weiteres krankheitsrelevantes Gen für die Pankreatitis identifiziert wurde, legt die Annahme nahe, dass es sich bei der erblichen Pankreatitis um eine polygenische Erkrankung handeln kann. Die häufigste krankheitsassoziierte Punktmutation im *SPINK1*-Gen ist ein Adenin-zu-Guanin-Austausch im Exon 3, der zu einem Aminosäuren-Austausch von Asparagin gegen Serin an Position 34 führt (N34S) [16]. Bislang existieren keine funktionellen Studien zur N34S-Mutation. Es wird angenommen, dass die *SPINK1*-Mutationen eine verminderte Inhibitorkapazität zur Folge haben und somit, im Gegensatz zu den Mutationen im Trypsinogen-Gen, einen Funktionsverlust des Proteins darstellen.

Ein eindeutiger Erbgang konnte bisher für Mutationen im *SPINK1*-Gen nicht definiert werden. Zur Zeit werden ein autosomal-rezessives, autosomal-dominantes und multigenetische Vererbungsmuster diskutiert [16, 27]. Anders als die beiden häufigsten Punktmutationen im kationischen Trypsinogen-Gen, die in der Regel mit der hereditären chronischen Pankreatitis assoziiert sind, treten Mutationen im *SPINK1*-Gen eher bei Patienten mit sporadischer und idiopathischer Pankreatitis auf [28].

1998 wurden erstmals Mutationen im zystischen Fibrose-Gen *(CFTR)* mit der idiopathischen chronischen Pankreatitis assoziiert [29] gefunden. Die zystische Fibrose (Mukoviszidose) ist eine autosomal-rezessiv vererbte Erkrankung mit einer Inzidenz von 1:2500. Betroffene Patienten leiden in der Regel an einer chronischen Lungenerkrankung und einer Pankreasinsuffizienz. Die mögliche Pankreasbeteiligung reicht von einem kompletten Funktionsverlust der exokrinen und endokrinen Funktion bis zu nur leichten Funktionseinschränkungen. Bei einigen Patienten ist die Pankreasfunktion sogar völlig normal. Eine rezidivierende Pankreatitis wird in 1–2% der Fälle beobachtet [30]. Als krankheitsassoziiertes Gen wurde *CFTR* 1989 identifiziert [31]. Es kodiert für ein Transmembranprotein und ist auf der Oberfläche der meisten Epithelzellen lokalisiert. CFTR fungiert als cAMP-abhängiger Chloridkanal. Im Pankreas wird es in der apikalen Membran der duktalen Zellen und zu einem geringen Teil auch in den Azinuszellen exprimiert. Es hat eine wichtige Funktion für die Sekretion von Bikarbonat in den Pankreassaft. Ein Funktionsverlust der Bikarbonatsekretion scheint für die Entstehung der Pankreasbeteiligung von größerer Bedeutung zu sein als ein Verlust der Chloridsekretion [32]. Bis heute sind etwa 1000 verschiedenen *CFTR*-Mutationen beschrieben worden. Die häufigste Mutation ist eine Deletion von drei Basenpaaren an Position 508 (Δ 508), die sich bei weltweit 66% aller Mukoviszidose-Patienten findet.

Die pathophysiologischen Zusammenhänge zwischen Mutationen im *CFTR*-Gen und der Entwicklung einer chronischen Pankreatitis sind bislang nicht vollständig aufgeklärt. Während sich bei den meisten Patienten mit manifester Mukoviszidose pathologische Chloridkonzentrationen im Schweiß finden, liegen diese bei Patienten mit chronischer Pankreatitis und *CFTR*-Mutationen meist nicht vor. Es wird zur Zeit noch untersucht, ob bereits eine Mutation auf einem Allel einen Risikofaktor für eine chronische Pankreatitis darstellt, ob eine Kombination von Mutationen dafür erforderlich ist (compound heterozygot), oder ob bestimmte Mutationen, die sich von den für die Mukoviszidose verantwortlichen unterscheiden, für die Entstehung einer chronischen Pankreatitis verantwortlich sind. Typischerweise lassen sich Mutationen im *CFTR*-Gen eher bei Patienten mit idiopathischer chronischer Pankreatitis als bei Patienten mit familiärer Pankreatitis nachweisen [33].

Schlussfolgerungen

Für die Praxis gilt, dass eine signifikante Anzahl von Patienten mit chronischer Pankreatitis an einer genetisch determinierten und erblichen Erkrankung leidet. Dies gilt insbesondere für Patienten, bei denen weder ein Alkoholabusus vorliegt, noch andere Risikofaktoren für eine chronische Pankreatitis bestehen. Eine molekulargenetische Untersuchung sollte ebenfalls erwogen werden, wenn Patienten vor dem 25. Lebensjahr an einer chronischen Pankreatitis erkranken oder weitere Verwandte 1. Grades an einer Pankreatitis oder einem Pankreaskarzinom leiden. Patienten mit chronischer Pankreatitis und einer Mutation im kationischen Trypsinogen-Gen haben ein 70–140-fach erhöhtes Risiko, ein Pankreaskarzinom zu entwickeln [34–36]. Ob dies auch für Mutationen im *SPINK1*- oder im *CFTR*-Gen gilt, ist bisher nicht bekannt. Die hereditäre chronische Pankreatitis ist häufig mit Mutationen (N29I oder R122H) im kationischen Trypsinogen-Gen assoziiert, während bei Patienten ohne Familienanamnese eine A16V-Mutation im kationischen Trypsinogen-Gen, eine Mutation im *SPINK1*-Gen oder Mutationen im *CFTR*-Gen vorliegen kann. Eine molekulargenetische Untersuchung von gesunden Verwandten in einer Familie mit hereditärer Pankreatitis ist aus heutiger Sicht klinisch nicht gerechtfertigt.

Für die chronische Pankreatitis haben die jüngsten genetischen Untersuchungen wichtige Erkenntnisse zur Pathophysiologie der Erkrankung beigetragen. Es besteht heute die berechtigte Hoffnung, dass sich hieraus auch therapeutische Ansätze entwickeln lassen.

Literatur

1 Ammann RW, Akovbiantz A, Largiader F, Schueler G: Course and outcome of chronic pancreatitis. Longitudinal study of a mixed medical-surgical series of 245 patients. Gastroenterology 1984;86:820–828.

2 Ammann RW: The natural history of alcoholic chronic pancreatitis. Internal Med 2001;40: 368–375.

3 Sarles H: Epidemiology and pathophysiology of chronic pancreatitis and the role of the pancreatic stone protein. Clin Gastroenterol 1984;13:895–912.

4 De Caro A, Lohse J, Sarles H: Characterization of a protein isolated from pancreatic calculi of men suffering from chronic calcifying pancreatitis. Biochem Biophys Res Comm 1979;87:1176–1182.

5 Guyan PM, Uden S, Braganza JM: Heightened free radical activity in pancreatitis. Free Radic Biol Med 1990;8:347–354.

6 Noronha M, Salgadinho A, Ferreira de Almeida M, Dreiling D, Bordalo O: Alcohol and the pancreas. I. Clinical associations and histopathology of minimal pancreatic inflammation. Am J Gastroenterol 1981;77:114–119.

7 Nwokolo C, Oli J: Pathogenesis of juvenile tropical pancreatitis syndrome. Lancet 1980; 8166: 456–459.

8 Layer P, Goebell H: Calciumhomöostase und exokrines Pankreas: Physiologische und pathologische Wechselbeziehungen. Schweiz Med Wochenschr 1989;119:1655–1663.

9 Whitcomb D: Hereditary pancreatitis: New insights into acute and chronic pancreatitis: Gut 1999;45: 317–322.

10 Goebell H: Onset and development of chronic pancreatitis. Internist 1986;27:172–174.

11 Trapnell J: Management of chronic relapsing pancreatitis in adolescents. World J Surg1990;14:48–52.

12 Comfort M, Steinberg A: Pedigree of a family with hereditary chronic relapsing pancreatitis. Gastroenterology 1952;21:54–63.

13 Perrault J: Hereditary pancreatitis. Gastroenterol Clin North Am 1994;23:743–752.

14 Whitcomb D, Gorry M, Preston R, Furey W, Sossenheimer M, Ulrich C, Martin S, Gates LK Jr, Amman S, Toskes P, Liddle R, McGrath K, Uomo G, Post J, Ehrlich G: Hereditary pancreatitis is caused by a mutation in the cationic trypsinogen gene. Nat Genet 1996;14:141–145.

15 Cohn J, Friedman K, Noone P, Knowles M, Silverman L, Jowell P: Relation between mutations of the cystic fibrosis gene and idiopathic pancreatitis. N Engl J Med 1998;339:653–658.

16 Witt H, Luck W, Hennies HC, Classen M, Kage A, Lass U, Landt O, Becker M: Mutations in the gene encoding the serine protease inhibitor, Kazal type 1 are associated with chronic pancreatitis. Nature Genet 2000;25:213–216.

17 Lerch MM, Gorelick F: Early tryspinogen activation in acute pancreatitis. Gastroenterol Clin North Am 2000;84:549–563.

18 Rinderknecht H: Activation of pancreatic zymogens. Normal activation, premature intrapancreatic activation, protective mechanisms against inappropriate activation. Dig Dis Sci 1986;31:314–321.

19 Whitcomb D, Preston R, Aston C, et al: A gene for hereditary pancreatitis maps to chromosome 7q35. Gastroenterology1996;110:1975–1980.

20 Gorry M, Gabbaizedeh D, Furey W, et al: Mutations in the cationic trypsinogen-gene are associated with recurrent acute and chronic pancreatitis. Gastroenterology 1997;113:1063–1068.

21 Sahin-Toth M, Graf L, Toth M: Trypsinogen stabilization by mutation arg117-to-his: A unifiying pathomechanism for hereditary pancreatitis? Biochem Biophy Res Commun 1999;264:505–508.

22 Sahin-Toth M, Toth M: Gain-of-function mutations associated with hereditary pancreatitis enhance autoactivation of human cationic trypsinogen. Biochem Biophys Res Commun 2000;278:286–289.

23 Teich N, Mössner J, Keim V: Mutations of the cationic trypsinogen in hereditary pancreatitis. Hum Mut 1998;12:39–43.

24 Sahin-Toth M: Human cationic trypsinogen. Role of Asn-21 in zymogen activation and implications in hereditary pancreatitis. J Biol Chem 2000;275: 22750–22755.

25 Kazal L, Spicer D, Brahinsky R: Isolation of a crystalline trypsin inhibitor-anticoagulant protein from the pancreas. J Am Chem Soc 1948;70:304–340.

26 Horii A, Kobayashi T, Tomita N, et al: Primary structure of human pancreatic secretory trypsin inhibitor (PSTI) gene. Biochem Biophys Res Commun 1987;149:635–641.

27 Witt H, Nennies H, Becker M: SPINK1 mutations in chronic pancreatitis (letter). Gastroenterology 2001;120:1060–1061.

28 Simon P, Weiss FU, Domschke W, Lerch MM: Mutationen im pankreatischen Trypsininhibitor (SPINK1) bei Patienten mit idiopathischer chronischer Pankreatitis. Med Klin 2000;96:188.

29 Sharer N, Schwarz M, Malone G, Howarth A, Painter J, Super M, Braganza J: Mutations of the cystic fibrosis gene in patients with chronic pancreatitis. N Engl J Med 1998;339:645–652.

30 Shwachman H, Lebenthal E, Khaw W: Recurrent acute pancreatitis in patients with cystic fibrososis with normal pancreatic enzymes. Pediatrics 1975; 55:86–94.

31 Riordan J, Rommens J, Kerem B, et al: Identification of the cystic fibrosis gene: Cloning and characterization of complemetary DNA. Science 1989;245: 1066–1073.

32 Choi J, Muallem D, Kiselyov K, Lee M, Thomas P, Muallem S: Aberrant CFTR-dependent HCO3-transport in mutations associated with cystic fibrosis. Nature 2001;410:94–97.

33 Ockenga J, Stuhrmann M, Ballmann M, et al: Mutations of the cystic fibrosis gene, but not cationic trypsinogen gene are associated with recurrent or chronic idiopathic pancreatitis. Am J Gastroenterol 2000;95:2061–2067.

34 Lowenfels A, Maisonneuve P: Risk factors for cancer in hereditary pancreatitis. Med Clin North Am 2000; 84:5565–5573.

35 Lerch MM, Ellis I, Whitcomb DC, Keim V, Simon P, Howes S, Rutherford S, Domschke W, Imrie CW, Neoptolemos J: Maternal inheritance pattern of hereditary pancreatitis in patients with pancreatic carcinoma. J Natl Cancer Inst 1999; 91:723–724.

36 Lowenfels AB, Maisonneuve P, Whitcomb DC, Lerch MM, DiMagno EP: Cigarette smoking as a risk factor for pancreatic cancer in patients with hereditary pancreatitis. JAMA 2001; 286:169–170.

Chirurgische Gastroenterologie Interdisziplinär

Hauptthema · Main Topic

Chir Gastroenterol 2001;17:282–287

Schmerzsyndrom bei chronischer Pankreatitis – neue molekulare Erkenntnisse

M. W. Müller H. Friess M. W. Büchler

Abteilung für Allgemeine Chirurgie, Viszeralchirurgie und Unfallchirurgie, Universität Heidelberg

Schlüsselwörter
Chronische Pankreatitis: Schmerz, peptiderge Innervation, Nerven, Druck

Zusammenfassung
Obwohl Schmerzen das Hauptsymptom der chronischen Pankreatitis darstellen, ist die Pathophysiologie des Schmerzsyndroms bei chronischer Pankreatitis nur unzureichend verstanden. Da es sich beim pankreatitischen Schmerz um ein multifaktorielles Geschehen handelt, sind viele verschiedene Schmerztherorien aufgestellt worden, die aber nur einen unbefriedigenden Erklärungsversuch liefern. Die gängigen sowie die neuesten Schmerzhypothesen werden in dieser Übersicht dargestellt. Hierzu zählen akute fokale Entzündung, erhöhter Druck im Pankreasgang und/oder -parenchym oder extrapankreatische Ursachen wie Choledochus- und Duodenalstenosen. Neuere Studien, welche für das Schmerzgeschehen bei der chronischen Pankreatitis den direkten Veränderungen an Pankreasnerven und der Interaktion dieser Nerven mit Entzündungszellen eine wesentliche Rolle beimessen, liefern einen interessanten Erklärungsversuch, der weiterer Untersuchungen bedarf.

Key Words
Chronic pancreatitis: pain, peptidergic innervation, nerves, pressure

Summary
Pain Syndrome in Patients with Chronic Pancreatitis – New Molecular Findings
Although abdominal pain is the most common symptom of chronic pancreatitis, the causes and the pathophysiology of pain remain poorly understood. It seems reasonable to assume that pancreatic pain has many causes. In this article existing pain hypotheses in chronic pancreatitis are reviewed. These include focal acute inflammation, increased pressure within pancreatic ducts, and/or the pancreatic parenchyma and extrapancreatic causes including common bile duct stenosis and duodenal stenosis. However, these concepts do not provide a conclusive explanation for the pain syndrome in chronic pancreatitis. More recent studies report alterations in pancreatic nerves and a close interaction of these nerves with inflammatory cell infiltrates as a new pathophysiological concept of pain in chronic pancreatitis. However, additional research is required to provide a conclusive concept for pain in chronic pancreatitis.

Einleitung

Das Hauptsymptom der chronischen Pankreatitis stellen starke abdominale Schmerzen dar. Zu Beginn der chronischen Pankreatitis klagen die Patienten meist über intermittierende Schmerzen, während sie in den späteren Stadien der Erkrankung oftmals persistieren. Häufig ist in den Spätstadien eine chirurgische Intervention notwendig [1, 2]. Mehrere Hypothesen zur Schmerzentstehung wie Pankreasgangobstruktion mit intraduktaler und parenchymatöser Druckerhöhung, fokale Entzündung oder perineurale Vernarbung sind in den vergangenen Jahren postuliert und publiziert worden. Eine genaue Analyse zeigt jedoch, dass keine dieser Hypothesen eine vollständige Erklärung für das Schmerzsyndrom bei chronischer Pankreatitis liefern kann [3–6]. Sicherlich ist einer der Gründe hierfür, dass es sich bei diesem Schmerzsyndrom um ein multifaktorielles Geschehen handelt. Nicht nur ein, sondern mehrere Pathomechanismen können in unterschiedlichem Maße

KARGER

Fax +49 761 4 52 07 14
E-mail Information@Karger.de
www.karger.com

Accessible online at:
www.karger.com/journals/cga

PD Dr. H. Friess
Abteilung für Allgemeine Chirurgie, Viszeralchirurgie und Unfallchirurgie
Universität Heidelberg
Im Neuenheimer Feld 110, D-69120 Heidelberg (Deutschland)
Tel +49 6221 56-6200, Fax -5450
E-mail helmut_friess@med.uni-heidelberg.de

die Schmerzsymptomatik beeinflussen. In dieser Arbeit werden mögliche Ursachen für das Schmerzsyndrom bei chronischer Pankreatitis wie die akute Entzündungsreaktion, erhöhter intrapankreatischer Druck im Pankreasgang und im Pankreasparenchym sowie direkte Veränderungen an den Nerven des Pankreas vorgestellt und diskutiert. Auch extrapankreatische Ursachen, die meist im Rahmen der chronischen Pankreatitis als Komplikation gesehen werden wie Choledochusstenosen, Duodenal- oder sehr selten Kolonstenosen sowie vaskuläre Stenosen können in der Schmerzgeneration bei chronischer Pankreatitis eine Rolle spielen und werden daher ebenfalls kurz dargestellt.

Pankreatische Ursachen des Schmerzsyndroms bei chronischer Pankreatitis

Akute Entzündung

Die akute Entzündung tritt wiederkehrend im Rahmen von akuten Pankreatitisschüben als eine Komplikation der chronischen Pankreatitis auf. Das Bild ist gekennzeichnet durch eine Erhöhung der Pankreasenzyme im Serum sowie oftmals Zeichen von entzündlichen Pankreasveränderungen in den bildgebenden Verfahren und regelmäßig stärksten abdominalen Schmerzen. Gewebenekrosen durch Autodigestion und die Bildung von Pseudozysten werden für die intermittierenden Schmerzen, die vor allem im Frühstadium der Krankheit im Vordergrund stehen, mitverantwortlich gemacht [7]. Da die Patienten oftmals auch von zum Teil unerträglichen Schmerzen zwischen diesen akuten Entzündungsschüben gepeinigt werden, sind weitere Hypothesen des pankreatischen Schmerzsyndroms in den letzten Jahren diskutiert worden. Denkbar ist, dass der entzündliche Prozess und die Freisetzung aller damit zusammenhängenden Entzündungsmediatoren auch zwischen den Pankreatitisschüben zumindest für einen Teil der Schmerzen verantwortlich sind.

Erhöhter intrapankreatischer Druck

Eine Erhöhung des intrapankreatischen Drucks sowohl im Gangsystem als auch im Pankreasparenchym selbst wird seit langem für die Entstehung des Schmerzsyndroms bei chronischer Pankreatitis verantwortlich gemacht. Eine Akkumulation von Gangunregelmäßigkeiten wie beispielsweise eine Gangstenose, fokale Obstruktionen sowie Gangsteine können zur Erhöhung des intraduktalen Drucks beitragen [8]. Alle diese Faktoren können eine Dilatation des Ductus Wirsungianus und der Nebenäste erzeugen. Diese morphologischen Veränderungen lassen allerdings keine Vorhersage über das Ausmaß und die Frequenz der Schmerzsymptomatik zu [4, 8–10]. Dennoch wird häufig eine Verbindung zu diesen Abnormalitäten hergestellt, sobald der Patient über Schmerzen klagt [11]. Eine Schmerzbefreiung oder -verringerung nach Dekompression des dilatierten Ganges sowie Dekompression von Pseudozysten mittels lateraler Pankreatikojejunostomie steht im Einklang mit dieser Meinung [12]. Allerdings müssen hierbei nichtspezifische Effekte des chirurgischen Eingriffs bedacht werden. Der Nachweis einer Korrelation zwischen erhöhtem intraduktalem Druck und Schmerzen sowie eine Schmerzminderung oder -befreiung nach Druckerniedrigung ist schwer zu erbringen, da auch viele Patienten nach der Gangdrainage über Schmerzen klagen und eine beträchtliche Anzahl nach anfänglicher Schmerzreduktion über das erneute Auftreten von starken Schmerzen berichtet.

Der intraduktale Druck bei Patienten ohne Pankreaserkrankung wurde mit 7 mm Hg intraoperativ mittels direkter Pankreasgangpunktion sowie zwischen 10 und 16 mm Hg endoskopisch mittels endoskopischer retrograder Cholangiopankreatikografie bestimmt [3, 13, 14]. Bei Patienten mit chronischer Pankreatitis und Gangdilatation lag der Druck bei intraoperativer direkter Messung mittels Punktion im Bereich von 18–48 mm Hg [3, 13, 15]. In diesen Studien wurde jedoch keine genaue Schmerzbeschreibung im untersuchten Patientengut vorgenommen. Bradley et al. [3] zeigten bei 19 Patienten mit dilatiertem Pankreasgang eine deutliche Schmerzreduktion nach einer chirurgischen Pankreasgangdrainage in Form einer Pankreatikojejunostomie. Diese Befunde stehen im Einklang mit den Resultaten einer anderen Arbeitsgruppe, die mittels Stoßwellenlithotripsie eine Zertrümmerung von obstruierenden Pankreasgangsteinen erreichte, was zur Reduktion des Pankreasgangdurchmessers und der Schmerzen führte [16]. Im Gegensatz zu diesen Untersuchern konnten Novis et al. [17] keinen Unterschied im Pankreasgangdruck von Patienten mit chronischer Pankreatitis und ohne Pankreaserkrankung feststellen. In anderen Studien wurde der Prozentsatz derjenigen Patienten, die nach Dekompressionsoperationen wieder unter Schmerzen litten, mit etwa 30% angegeben [18], was unterstreicht, dass die intraduktale und intraparenchymatöse Drucksteigerung nur eine Komponente für das Schmerzsyndrom bei chronischer Pankreatitis sein kann.

Eine postprandiale pankreatische Überstimulation durch eine verminderte Sekretionskapazität und dabei unzureichender Aktivierung des so genannten «negativen Feedback-Mechanismus» wurde ebenfalls für die Entwicklung von starken Schmerzen verantwortlich gemacht [19]. Falls diese Hypothese korrekt ist, müssten exogen applizierte Pankreasenzyme die Pankreassekretion durch diesen negativen Feedback-Mechanismus abschwächen, was zu einem verringerten intraduktalen Druck und damit zu einer Schmerzreduzierung führen könnte. Die meisten Therapiestudien mit hochdosierter Pankreasenzymsubstitution konnten diese Hypothese jedoch nicht vollständig stützen [20, 21], wenngleich in einzelnen Studien eine Schmerzreduzierung durch die Behandlung mit oralen Pankreasenzymen erreicht wurde [22, 23]. Bei gesunden Probanden konnte kein Einfluss einer Hochdosis-Pankreasenzymverabreichung auf die Morphologie des Pankreas sowie auf die Pankreasfunktion gefunden werden [24]. In einer kürzlich veröffentlichten Arbeit konnte Mössner [25] weder eine Hemmung der Pankreasenzymsekretion durch exogen

applizierte Pankreasextrakte, noch eine Schmerzreduktion bei Patienten mit chronischer Pankreatitis zeigen. In weiteren Studien wurde ebenfalls kein Schmerz reduzierender Effekt nach Inhibition der Pankreassekretion mit dem Somatostatin-Analogon Octreotid bei Patienten mit schwerer chronischer Pankreatitis und täglichen starken Schmerzen festgestellt. Dies deutet darauf hin, dass über eine Pankreassekretionshemmung und damit Reduktion des Gang- und Parenchymdrucks keine suffiziente Schmerzbehandlung bei diesen Patienten erzielt werden kann [26, 27].
Der Mechanismus für die Schmerzentstehung bei erhöhtem intraduktalem Druck bleibt unklar, ist aber möglicherweise mit einer Erhöhung des Gewebedrucks im Pankreas verbunden. Ebbehoj et al. [13] bestimmten einen pankreatischen Gewebedruck intraoperativ bei Patienten mit normalem Pankreas von 3–11 mm Hg. Im Vergleich dazu lag der Gewebedruck im Pankreas bei Patienten mit chronischer Pankreatitis und dilatiertem Gang bzw. Pseudozysten bei 17–21 mm Hg [28]. Diese Patienten zeigten eine Erniedrigung des Drucks auf 7–10 mm Hg nach Gang- bzw. Zystdekompression, die mit Schmerzfreiheit bei 12 von 14 Patienten assoziiert war. Vier Patienten in dieser Serie entwickelten erneut Schmerzen und zeigten parallel dazu ein Wiederauftreten einer Pseudozyste oder eine Pankreasgangdilatation. Weitere Messungen zur Korrelation von Druck und Schmerz wurden in dieser Studie nicht vorgenommen. Dennoch zeigen diese Studien, dass erhöhte Gang- und Gewebedrücke im Zusammenhang mit Gangveränderungen stehen und dass eine Gangdekompression den Gewebedruck und das Schmerzsyndrom bei chronischer Pankreatitis reduzieren können.
Ein erhöhter Gewebedruck könnte beispielsweise durch die mangelnde Expansion der fibrotisierten Drüse und Pankreaskapsel zustande kommen. Weshalb und auf welchem Weg der intraduktale und intraparenchymatöse Druck allerdings Schmerzen erzeugen sollte, bleibt weiterhin unklar.
Bei chronischer Pankreatitis kommt es neben dem erhöhten Druck im Pankreasgangsystem auch zu direkten Veränderungen im Pankreasgangepithel mit teilweisem Verlust des Gangepithels und somit der Barrierefunktion. Weiterhin wurden chronische Entzündungszellinfiltrate mit reichlich Immunzellen sowie eine deutliche Zunahme der Kapillaren in Zahl und Größe in unmittelbarer Nähe zum Pankreasgang beschrieben. Inwieweit diese entzündlichen Veränderungen und der Verlust der Barrierefunktion des Pankreasgangs nicht nur für die Unterhaltung bzw. das Fortschreiten der Entzündung, sondern auch in der Genese des Schmerzsyndroms bei chronischer Pankreatitis eine Rolle spielt, ist bisher nicht bekannt [29].

Nervenentzündung

Postuliert wurde, dass der Schmerz bei chronischer Pankreatitis durch eine Fibrosierung des umgebenden Gewebes und damit Einengung der Nerven hervorgerufen wird [5]. Bockman et al. [30, 31] zeigten hingegen, dass es bei der chronischen Pankreatitis zu schwerwiegenden direkten Veränderungen der Pankreasnerven kommt. In dieser Studie wurde Pankreasgewebe von Patienten mit chronischer Pankreatitis mit dem von Organspendern verglichen. Der Nervendurchmesser bei chronischer Pankreatitis war signifikant vergrößert und das durchschnittliche Innervationsgebiet pro Nerv signifikant reduziert. Besonders fiel die Zerstörung des Perineuriums, das normalerweise aus 6 Wandschichten besteht und bei chronischer Pankreatitis zum Teil nur noch als einschichtiges Residuum existierte, auf. Entzündungszellen, die häufig in Massen direkt neben den Pankreasnerven lokalisiert sind, scheinen für die Zerstörung des Perineuriums zumindest mitverantwortlich zu sein. Der Perineuriumdefekt beeinträchtigt die normale Homöostase des Nerven und führt zu einer Schädigung der Nervenfasern und Schwann'schen Zellen. Das Fehlen einer normalen Barriere durch das Perineurium könnte die Abschirmung der Nerven gegenüber der Umgebung und gegenüber entzündlichen Komponenten wie Entzündungszellen und ihren Mediatoren nicht ausreichend gewährleisten. Da die Nerven selbst noch eine einigermaßen normale Morphologie aufzeigten, ist anzunehmen, dass sie weiterhin zur Erzeugung und Weiterleitung von Nervenimpulsen in der Lage sind.
Eine Beschädigung von Perineurium, Nervenfasern und Schwann'schen Zellen wurde auch beim Pankreaskarzinom beobachtet, welches sich ebenfalls häufig durch Schmerzen manifestiert [32]. Denkbar ist, dass die Schädigung der Nerven durch die chronischen Entzündungsinfiltrate Impulse im Nerven initiiert, die im Gehirn als Schmerz interpretiert werden. Keith et al. [33] zeigten einen disproportionalen Anteil von eosinophilen Granulozyten in den perineuralen inflammatorischen Infiltraten. Sie konnten eine signifikante Korrelation zwischen dem Infiltrat von Eosinophilen und dem Schmerzsyndrom bei chronischer Pankreatitis aufzeigen. Eine Degranulation der eosinophilen Granulozyten mit Freisetzung von neurotoxischen Mediatoren könnte ein wesentlicher Faktor in der Schmerzgenese darstellen.
In einer 1992 veröffentlichten Arbeit [34] wurde eine Veränderung der peptidergen Innervation mit deutlicher Verstärkung der Immunoreaktivität von Calcitonin-Gene-Related Peptide (CGRP) und Substanz P (SP) in zahlreichen vergrößerten Nervenfasern bei Patienten mit chronischer Pankreatitis nachgewiesen. SP und CGRP stellen sensorische Neurotransmitter dar, wobei SP als Schmerzneurotransmitter in spinalen Afferenzen angesehen wird. Alterationen der peptidergen Innervation bei Patienten, die unter schmerzhafter chronischer Pankreatitis leiden, scheinen somit selektiv sensorisch zu sein. Diese Veränderungen der peptidergen Innervation betreffen hauptsächlich interlobuläre und intralobuläre Nervenbündel. In den entzündlich veränderten Gewebearealen formen vor allem SP-reaktive Nervenfasern neuroimmune Verbindungen. Hierdurch kommt es zu einer engen Beziehung von inflammatorischen Zellen und Nervenfasern.
SP hat nicht nur Neurotransmitterfunktion, sondern ist auch ein potenter Immunmodulator. Außerdem besitzt SP mitogene Wirkung auf Fibroblasten. Die Nervenbarriereschädigung,

die es gleichermaßen inflammatorischen Mediatoren erlaubt, zu den Nervenfasern zu gelangen, als auch umgekehrt neuronale Peptide in das umgebende Gewebe drainiert, liefert die Basis für eine lokale bidirektionale Kommunikation zwischen Nerven- und Immunsystem. Dadurch können diejenigen Neuropeptide, die nicht nur als Neurotransmitter, sondern auch als Cytokine wirken, außer in der Schmerzgeneration auch in der Pathogenese der chronischen Entzündung eine initiierende oder modulierende Rolle besitzen [34–36].

Veränderungen von SP sowie eine Verbindung von perineuraler Entzündung und Schmerz bei chronischer Pankreatitis konnten bereits gezeigt werden. Die Beziehung von nervaler Alteration und Pankreasentzündung (neurogener Entzündung) wurde kürzlich untersucht. So konnte von Di Sebastiano et al. [37] eine 41-fache Erhöhung der Interleukin(IL)-8-mRNA-Expression bei chronischer Pankreatitis im Vergleich zu normalen Kontrollen gefunden werden. IL-8 war hauptsächlich in Immunzellen lokalisiert, die um die vergrößerten und oftmals SP-positiven Pankreasnerven gefunden wurden. Intensive IL-8-Immunreaktivität wurde ebenfalls in metaplastischen duktalen Pankreaszellen sowie im atrophischen Pankreasparenchym gefunden. So lag eine positive Beziehung zwischen den IL-8-mRNA-Plasmakonzentrationen und der duktalen Metaplasie sowie dem Ausmaß des Entzündungsprozesses vor. Die Expression von Präprotachykinin A (PPT-A), dem Gen, welches für SP codiert, war auf mRNA-Ebene tendenziell jedoch nicht signifikant erhöht, was auf die Synthese von SP auch außerhalb des Pankreas hinweist. Die Lokalisation von IL-8-positiven Immunzellen um die Pankreasnerven unterstützt weiter die Existenz von neuroimmunen Interaktionen als einen wichtigen pathophysiologischen Mechanismus in der Pathogenese der chronischen Pankreatitis.

Mittlerweile konnte in verschiedenen Studien eine positive Verbindung zwischen Neuropeptiden und Entzündungsmediatoren aufgezeigt werden [38, 39]. Die mRNA-Expression von IL-8 bei der chronischen Pankreatitis könnte somit teilweise durch SP, die von sensorischen pankreatischen Nerven freigesetzt wird, beeinflusst werden.

Im chronisch entzündlichen humanen Pankreas konnte mittels Doppelfluoreszenz-Immunhistochemie in der Mehrzahl der pankreatischen Nervenfasern eine signifikante Überexpression von Growth-Associated Protein-43 (GAP-43) gezeigt werden [40]. GAP-43 ist ein neuronales Protein, welches in der Entwicklung von axonalen Wachstumsknospen und präsynaptischen Enden eine wichtige Rolle spielt. Die GAP-43-Expression ist nach neuronalen Läsionen sowohl auf mRNA als auch auf Proteinebene deutlich erhöht. GAP-43 ist weit verbreitet. Es wurde im sich entwickelnden und ausgewachsenen zentralen und peripheren Nervensystem der Ratte nachgewiesen. Neuere Studien zeigen eine Modulation der Expression von GAP-43 nach Verletzungen von peripheren Nerven und intestinalen parasitären Infektionen im Rattenmodell. In diesen Studien konnte eine deutliche Erhöhung der GAP-43-Expression gefunden werden, welche den Einfluss von GAP-43 bei Entzündung und Reparationsvorgängen nach Verletzung verdeutlicht [41–44].

In einer kürzlich von unserer Arbeitsgruppe veröffentlichten Studie wurde das GAP-43, ein etablierter Marker der neuronalen Plastizität, mit dem Schmerz-Score von Patienten mit chronischer Pankreatitis verglichen [45, 46]. In dieser Studie konnte eine signifikante Korrelation zwischen dem Ausmaß der perineuralen Immunzellinfiltration und dem individuellen Schmerz-Score bzw. der -stärke gezeigt werden. Die Schmerzsymptomatik zeigte jedoch keine Beziehung zum Ausmaß der Pankreasfibrose oder zur Krankheitsdauer. Der Umfang der GAP-43-Expression korrelierte ebenso mit dem individuellen Schmerz-Score [45]. Der Nachweis einer direkten Beziehung zwischen dem Ausmaß der perineuralen Entzündung und dem klinischen Symptom Schmerz unterstützt nachhaltig die Hypothese einer neuroimmunen Interaktion als einen wichtigen, wenn nicht zentralen Faktor in der Schmerzgenese bei chronischer Pankreatitis. Das Fehlen einer Korrelation zwischen dem Umfang der Pankreasfibrose und dem Schmerzsyndrom widerspricht der Hypothese, dass die Pankreasfibrose eine wesentliche Komponente der Erhöhung des intraduktalen Drucks und damit der Pathophysiologie des Schmerzes bei der chronischen Pankreatitis darstellt.

Eine vermehrte Signaltransduktion über den Nerve Growth Faktor (NGF), der über den Hochaffinitäts-Tyrosinkinase-Rezeptor A (TrkA) seine Funktion vermittelt, kann als eine wichtige Komponente in der Einleitung und Unterstützung des Nervenwachstums angesehen werden. Doch nicht nur der Einfluss des Nervenwachstums als vielmehr die Schmerzerzeugung scheint ein weiterer wichtiger Gesichtspunkt des NGF-TrkA-Systems gerade in der Pathophysiologie der chronischen Pankreatitis darzustellen. Verschiedene experimentelle und klinische Studien bei anderen Entzündungskrankheiten unterstützen die Hypothese, dass die NGF-TrKA-Signalkaskade in der Schmerzentstehung bei chronischer Pankreatitis [47–50] eine wichtige Funktion einnimmt. So greift NGF auch in die Regulation der Transkription und Synthese von SP und CGRP ein [51, 52] und kann hierdurch zu einer Aktivierung der Neuroimmunkomponente neben direkten Schmerzwirkungen beitragen.

In einer kürzlich veröffentlichten Arbeit konnte eine Überexpression des NGF und seines Hochaffinitätsrezeptors TrkA auf mRNA-Ebene bei chronischer Pankreatitis aufgezeigt werden. Die In-situ-Hybridisierung zeigte eine verstärkte NGF-mRNA-Expression in metaplastischen duktalen Zellen sowie in degenerierenden Azinuszellen und in Azinuszellen, die sich in tubuläre Strukturen dedifferenzierten. TrkA-mRNA war intensiv im Perineurium der vergrößerten Pankreasnerven nachweisbar. Wurden die molekularbiologischen Ergebnisse mit den klinischen Patientendaten in Beziehung gesetzt, so zeigte sich eine signifikante Relation zwischen den NGF-mRNA-Werten und der Pankreasfibrose, dem Azinuszellschaden sowie zwischen TrkA-mRNA und der Schmerzintensität. In Kombination zeigten die Expressionswerte von

NGF- und TrkA-mRNA eine signifikante Korrelation sowohl zur Schmerzstärke als auch der -frequenz [53].
Möglicherweise sind dies Gründe dafür, dass nach Resektion eines entzündlichen Pankreaskopfs und damit der entzündlich veränderten und geschädigten Nerven die höchsten Raten an Schmerzfreiheit erreicht werden [5].

Extrapankreatische Ursachen des Schmerzsyndroms
Choledochusstenosen werden ebenfalls häufig mit Schmerzereignissen bei chronischer Pankreatitis in Verbindung gebracht. Unklar ist dabei, ob dieser Schmerz durch eine Dehnung der Choledochuswand hervorgerufen wird oder durch die verursachende entzündlichen Veränderungen im Pankreaskopf. Auch eine oftmals gleichzeitig vorliegende Stenosierung des Duodenums kann eine potentielle Schmerzkomponente darstellen. Stenosen des Duodenums bei chronischer Pankreatitis entstehen durch ausgedehnte Fibrosierungen, die das Duodenum umspannen, oder durch das Übergreifen der Pankreasentzündung auf die Duodenalwand [54]. Allerdings bleibt auch hier die genaue Erklärung des Schmerzsyndroms offen.

Schlussfolgerung

Es kann festgestellt werden, dass die genaue Schmerzpathophysiologie bei chronischer Pankreatitis bis heute unvollständig verstanden bleibt. Weitere klinische, experimentelle, immunhistochemische und molekularbiologische Studien sind notwendig, um die Ursache des Schmerzes bei chronischer Pankreatitis zu klären. Hypothesen wie Schmerzentstehung durch Entzündung des Pankreasparenchyms und Druckerhöhung im Pankreasgangsystem und konsekutiv auch im Pankreasparenchym werden immer mehr in den Hintergrund gedrängt. Nervenveränderungen und die Interaktion von Nerven und Entzündungszellen bei chronischer Pankreatitis liefern dagegen eine sehr interessante Erklärung der Schmerzentstehung, die auch durch neuere molekularbiologische Untersuchungsergebnisse unterstützt wird. Um die komplexen und komplizierten Interaktionen der Schmerzpathogenese besser zu verstehen, sind weitere Studien auf diesem Gebiet nötig.

Literatur

1 Büchler MW, Friess H, Müller MW, Wheatley AM, Beger HG: Randomized trial of duodenum-preserving pancreatic head resection versus pylorus-preserving Whipple in chronic pancreatitis. Am J Surg 1995;169:65–70.
2 Müller MW, Friess H, Beger HG, Kleeff J, Lauterburg B, Glasbrenner B, Riepl RL, Büchler MW: Gastric emptying following pylorus-preserving Whipple and duodenum-preserving pancreatic head resection in patients with chronic pancreatitis. Am J Surg 1997;173:257–263.
3 Bradley III EL: Pancreatic duct pressure in chronic pancreatitis. Am J Surg 1982;144:313–316.
4 Malfertheiner P, Büchler M, Stanescu A, Ditschuneit H: Pancreatic morphology and function in relationship to pain in chronic pancreatitis. Int J Panreatol 1987;1:59–66.
5 White TT: Pain; in Bradley III EL (ed): Complications of Pancreatitis. Philadelphia, Saunders, 1982, pp 203–222.
6 Müller MW, Friess H, Büchler MW, Bockman DE, Beger HG: Schmerzentstehung bei chronischer Pankreatitis. Acta Chir Aust 1996;28:192–195.
7 Klöppel G: Pathology of chronic pancreatitis and pancreatic pain. Acta Chir Scand 1990;156:261–265.
8 Bornman PC, Marks IN, Girdwood AH, Clain JE, Narunsky L, Clain DJ, Wrighr JP: Is pancreatic duct obstruction or stricture a major cause of pain in calcific pancreatitis? Br J Surg 1980;67:425–428.
9 Jensen AR, Matzen P, Malchow-Moller A, Christoffersen (The Copenhagen Pancreatitis Study Group): Pattern of pain, duct morphology, and pancreatic function in chronic pancreatitis. Scand J Gastroenterol 1984;19:334–338.
10 Malfertheiner P, Pieramico O, Büchler MW, Ditschu-neit H: Relationship between pancreatic function and pain in chronic pancreatitis. Acta Chir Scand 1990;156:267–271.
11 Manes G, Büchler M, Pieramico O, Di Sebastiano P, Malfertheiner P: Is increased pancreatic pressure related to pain in chronic pancreatitis? Int J Pancreatol. 1994;15:113–117.
12 Warshaw AL: Conservation of pancreatic tissue by combined gastric, biliary, and pancreatic duct drainage for pain from chronic pancreatitis. Am J Surg 1985;149:563–569.
13 Ebbehoj N, Borly L, Madsen P, Svendsen LB: Pancreatic tissue pressure and pain in chronic pancreatitis. Pancreas 1986;1:556–558.
14 Okazaki K, YamamotoY, Kagiyama S Tamura S, Sakamoto Y, Morita M, Yamamoto Y: Pressure of papillary sphincter zone and pancreatic main duct in patients with alcoholic and idiopathic chronic pancreatitis. Int J Pancreatol 1988;3:457–468.
15 Madsen P, Winkler K: The intraductal pancreatic pressure in chronic obstructive pancreatitis. Scand J Gastroenterol 1982;17:553–554.
16 Cremer M, Vandermeeren A, Delhaye M: Extracorporeal shock wave lithotripsy (ESWL) for pancreatic stones. Gastroenterology 1988;94:A80.
17 Novis BH, Bornman PC, Girdwood AW, Marks IN: Endoscopic manometry of the pancreatic duct and sphincter zone in patients with chronic pancreatitis. Dig Dis Sci 1985;30:225–228.
18 Ihse I, Borch K, Larsson J: Chronic pancreatitis: Results of operations for relief of pain. World J Surg 1990;14:53–58.
19 Warshaw Al, Banks PA, Fernandez-Del Castillo C: AGA technical review: Treatment of pain in chronic pancreatitis. Gastroenterology 1998;115:765–776.
20 Halgreen H, Pedersen TN, Worning H: Symptomatic effect of pancreatic enzyme therapy in patients with chronic pancreatitis. Scand J Gastroenterol 1986;21:104–108.
21 Mössner J, Secknus R, Meyer J, Niederau C, Adler G: Treatment of pain with pancreatic extracts in chronic pancreatitis: Results of a prospective placebo-controlled multicenter trial. Digestion 1992;53:54–66.
22 Isaksson G, Ihse I: Pain reduction by an oral enzyme preparation in chronic pancreatitis. Dig Dis Sci 1983;28:97–102.
23 Slaff J, Jacobson D, Tillman CR, Curington C, Toskes P: Protease-specific suppression of pancreatic exocrine secretion. Gastroenterology 1984;87:44–52.
24 Friess H, Kleeff J, Malfertheiner P, Müller MW, Homuth K, Büchler MW: Influence of high-dose pancreatic enzyme treatment on pancreatic function in healthy volunteers. Int J Pancreatology 1998;23:115–123.
25 Mössner J: Palliation of pain in chronic pancreatitis. Use of enzymes. Surg Clin North Am 1999;79:861–872.
26 Malfertheiner P, Mayer D, Büchler MW, Domínguez-Muñoz JE, Schiefer B, Ditschuneit H: Treatment of pain in chronic pancreatitis by inhibition of pancreatic secretion with octreotide. Gut 1995;36:450–454.
27 Büchler MW, Binder M, Friess H: Role of somatostatin and ist analogues in the treatment of acute and chronic pancreatitis. Gut 1994;35:15–19.
28 Ebbehoj N, Svendsen LB, Madsen P: Pancreatic tissue pressure: Techniques and pathophysiologic aspects. Scand J Gastroenterol 1984;19:1066–1968.
29 Bockman DE, Müller M, Büchler M, Friess H, Beger HG: Pathological changes in pancreatic ducts from patients with chronic pancreatitis. Int J Pancreatology 1997;21:119–126.
30 Bockman DE, Büchler M, Malfertheiner P, Beger HG: Analysis of nerves in chronic pancreatitis. Gastroenterology 1988;94:1459–1469.
31 Bockman DE: Chronic pancreatitis: Morphology and the role of nerves. Dig Surg 1994;11:261–266.
32 Bockman DE, Büchler MW, Beger HG: Interaction of panceatic ductal carcinoma with nerves leads to nerve damage. Gastroenterology 1994;107:1459–1469.

33 Keith RG, Keshavjee SH, Kerenyi NR: Neuropathology of chronic pancreatitis in humans. Can J Surg 1985;28:207–211.
34 Büchler MW, Weihe E, Friess H, Malfertheiner P, Bockman E, Müller S, Nohr D, Beger HG: Changes in peptidergic innervation in chronic pancreatitis. Pancreas 1992;7:183–192.
35 Büchler MW, Weihe E: Distribution of neurotransmitters in afferent human pancreatic nerves. Digestion 1988;38:8.
36 Weihe E, Büchler MW, Müller S, Friess H, Zentel HJ, Yanaihara N: Peptidergic innervation in chronic pancreatitis; in Beger HG, Büchler MW, Ditschuneit H, Malfertheiner P (eds): Chronic Pancreatitis. Berlin, Springer, 1990, pp 83–105.
37 Di Sebastiano P, Di Mola FF, Di Febbo C, Baccante G, Porreca E, Innocenti P, Friess H, Büchler MW: Expression of Interleukin 8 (IL-8) and substance P in human chronic pancreatitis. GUT 2000;47: 423–428.
38 Lotz M, Vaughan JH, Carson DA: Effects of neuropeptides on production of inflammatory cytokines by human monocytes. Science 1988;241: 1218–1221.
39 Serra MC, Calzetti F, Ceska M, et al. Effect of substance P on superoxide anion and IL-8 production by human PMNL. Immunology 1994;82:63–69.
40 Fink T, Di Sebastiano P, Büchler M, Beger HG, Weihe E: Growth associated protein-43 and protein gene product 9.5 innervation in human pancreas: Changes in chronic pancreatitis. Neuroscience 1994;63:249–266.
41 Youn SH, Maeda T, Kurisu K, Wakisaka S: Growth-associated protein-43 (GAP-43) in the regenerating periodontal Ruffini endings of the rat incisor following injury to the inferior alveolar nerve. Brain Res 1998;787:41–48.
42 Fu SY, Gordon T: The cellular and molecular basis of peripheral nerve regeneration. Mol Neurobiol 1997;14:67–116.
43 Nahin RL, Ren K, De Leon M, Ruda M: Primary sensory neurons exhibit altered gene expression in a rat model of neuropathic pain. Pain 1994;58: 95–108.
44 Stead RH, Kosecka-Janiszewska U, Oestreicher AB, Dixon MF, Bienenstock J: Remodeling of B-50 (GAP-43)- and NSE-immunoreactive mucosal nerves in the intestines of rats infected with *Nippostrongylus brasiliensis*. J Neurosci 1991;11:3809–3821.
45 Di Sebastiano P, Fink T, Weihe E, Friess H, Innocenti P, Beger HG, Büchler MW: Immune cell infiltration and growth-associated protein 43 expression correlate with pain in chronic pancreatitis. Gastroenterology 1997;112:1648-1655.
46 DiSebastiano P, Fink T, Weihe E, Friess H, Beger HG, Büchler MW: Neuronal sprouting in chronic pancreatitis (CP). Evidence for a role in pain generation. Digestion 1994;55:291–292.
47 McMahon SB: NGF as a mediator of inflammatory pain. Philos Trans R Soc Lond B Biol Sci 1996;351: 431–440.
48 Lewin GR, Mendell LM: Nerve growth factor and noiception. Trends Neurosci 1993;16:353–359.
49 Petty BG: The effect of systemically administered recombinant human nerve growth factor in healthy human subjects. Ann Neurol 1994;36:244–246.
50 Joseph A, Markenson MD: Mechanisms of pain. Am J Med 1996;101(suppl 1A):6S–18S.
51 McMahon SB, Bennett DLH, Priestley V, Shelton DL: The biological effects of endogenous nerve growth factor on adult sensory neurons reveald by a TrkA-IgG fusion molecule. Nat Med 1995;1:774–780.
52 Aloe L, Probert L, Kollias G, Micera A, Tirassa P: Effect of NGF antibodies on mast cell distribution, histamine and substance P levels in the knee joint of TNF-arthritic transgenic mice. Rheumatol Int 1995;14:249–252.
53 Friess H, Zhu Z-W, DiMola FF, Kulli C, Graber HU, Andren-Sandberg A, Zimmermann A, Korc M, Reinshagen M, Büchler MW. Nerve Growth Factor and its high-affinity Receptor in chronic pancreatitis. Ann Surg 1999;230:615-624.
54 Markrauer FL, Antonioli DA, Banks PA: Duodenal stenosis in chronic pancreatitis. Clinicopathological correlations. Dig Dis Sci 1982;27:525–532.

Chirurgische Gastroenterologie Interdisziplinär

Hauptthema · Main Topic

Chir Gastroenterol 2001;17:288–293

Chronische Pankreatitis: Bildgebung und Funktionstests

S. Kahl[a] A. Leodolter[a] B. Glasbrenner[b] H.-U. Schulz[c] P. Malfertheiner[a]

[a] Klinik für Gastroenterologie, Hepatologie und Infektiologie, Otto-von-Guericke-Universität Magdeburg
[b] 2. Medizinische Klinik, St. Franziskus-Hospital Münster
[c] Klinik für Chirurgie, Otto-von-Guericke-Universität Magdeburg

Schlüsselwörter
Chronische Pankreatitis · Bildgebende Verfahren · ERP · Endoskopischer Ultraschall

Zusammenfassung
Für Patienten mit klinischem Verdacht auf eine chronische Pankreatitis stellen bildgebende Verfahren zur Sicherung der Diagnose und zum Nachweis von Komplikationen die Methoden der Wahl dar. Untersuchungen der Pankreasfunktion sind in der Regel für die Komplettierung der klinischen Evaluierung notwendig. In fortgeschrittenen Stadien der chronischen Pankreatitis ist die Diagnose einfach, in frühen Stadien häufig erschwert. Von allen morphologischen Verfahren bieten einzig die endoskopische retrograde Pankreatikografie (ERP) und der endoskopische Ultraschall (EUS) die Möglichkeit, in frühen Erkrankungsstadien eine verlässliche Diagnose zu stellen. Inwieweit der EUS in diesen Fällen der ERP überlegen ist, müssen weitere Untersuchungen zeigen. Untersuchungen der exokrinen Pankreasfunktionen bringen vorwiegend ergänzende Informationen: Die verbreiteten nichtinvasiven Tests können die klinischen Entscheidungen nicht beeinflussen, da sich frühe Erkrankungsstadien nicht mit ausreichender Sensitivität erkennen lassen.

Key Words
Chronic pancreatitis · Imaging procedures · ERP · Endoscopic ultrasonography

Summary
Chronic Pancreatitis: Imaging Procedures and Functional Tests
Chronic pancreatitis is a well-defined disease on histopathological grounds, but for clinical purpose diagnosis is mostly made without histological specimens. Imaging procedures and complementary pancreatic function tests are therefore the diagnostic main stay in patients with a suggestive clinical history. The correct diagnosis of chronic pancreatitis is easy in late stages but difficult in early stages of the disease. In these early stages of the disease, both endoscopic retrograde pancreatography (ERP) and endoscopic ultrasonography (EUS) are methods with reliable diagnostic accuracy. Whether EUS is superior to ERP must be evaluated by further studies. Evaluation of the exocrine pancreatic function is only complementary to morphological evaluation, due to the fact that common tubeless function tests do not detect mild to moderate exocrine pancreatic insufficiency with adequate accuracy.

Einleitung

Die chronische Pankreatitis (CP) ist eine dynamische Erkrankung, bei der es, bedingt durch Entzündung, Gewebsdestruktion und nachfolgender Biosynthese von fibrotischem Gewebe, zu einem progressiven Verlust des Pankreasparenchyms kommt. Die histologisch nachweisbaren fibrotischen Veränderungen des Pankreas spielen in der klinischen Praxis keine Rolle. Hier basiert die Diagnose CP neben dem Vorhandensein typischer Symptome und einer suggestiven Anamnese auf dem Nachweis morphologischer Veränderungen. Einschränkungen der Pankreasfunktion können, müssen aber nicht zwingend abhängig vom Krankheitsstadium nachweisbar sein. Der Verlauf der CP wird nach Ammann et al. [1] in drei Sta-

KARGER
Fax +49 761 4 52 07 14
E-mail Information@Karger.de
www.karger.com

Accessible online at:
www.karger.com/journals/cga

Prof. Dr. P. Malfertheiner
Klinik für Gastroenterologie, Hepatologie und Infektiologie
Otto-von-Guericke-Universität Magdeburg
Leipziger Straße 44, D-39120 Magdeburg (Deutschland)
Tel. +49 391 671 31-00, Fax -05
E-mail peter.malfertheiner@medizin.uni-magdeburg.de

Tab. 1. Stadien der CP mit typischen klinischen, morphologischen und funktionellen Veränderungen und diagnostischen Maßnahmen [adaptiert nach 1]

Stadium	Klinik		Morphologie	Funktion	Diagnostik
	Schmerzen	Komplikationen			
Frühes	rezidivierende akute Schmerzattacken	keine	Nachweis morphologischer Veränderungen in bildgebenden Verfahren, besonders in solchen, die sowohl Parenchym als auch duktales System darstellen	in der Regel normale Pankreasfunktion	EUS (ERP / MRP) (CT) PLT (Sekretin-Test)
Mittleres	Zunahme der Schmerzattacken (Zahl, Frequenz, Intensität)	Pseudozysten, Cholestase, segmentale portale Hypertension	eindeutig nachweisbare progrediente Veränderungen im Vergleich zum frühen Erkrankungsstadium morphologische Veränderungen	Funktionseinschränkungen in unterschiedlicher Ausprägung selten Steatorrhöe	Ultraschall ERP (MRP) (EUS) CT PLT Nüchternblutzucker (oGTT)
Spätes	Rückgang der Schmerzsymptomatik («Ausbrennen der Drüse»)	Pseudozysten, Cholestase, segmentale portale Hypertension	Verkalkungen	starke Einschränkung der Pankreasfunktion häufiger als in den anderen Stadien Steatorrhöe; Diabetes mellitus	Ultraschall CT ERP (MRP) Elastase (PLT) Nüchternblutzucker (oGTT)

dien eingeteilt (Tab. 1): 1. Im frühen Erkrankungsstadium, das vorwiegend durch rezidivierende akute Schübe gekennzeichnet ist, ist die Pankreasfunktion gar nicht oder nur marginal eingeschränkt. 2. Im weiteren Krankheitsverlauf treten Komplikationen (Pseudozysten, Cholestase, segmentale portale Hypertension) auf, die Schmerzen werden intensiver (häufiger auftretende Schmerzschübe und Zunahme der Schmerzintensität) und die Pankreasfunktion ist signifikant beeinträchtigt. 3. Das Endstadium ist gekennzeichnet durch einen Rückgang der Schmerzen («Ausbrennen des Pankreas») bei gleichzeitiger Manifestation schwerer Funktionseinschränkungen und Komplikationen.

Die klinischen Symptome (abdominaler Schmerz, Gewichtsverlust, Steatorrhöe, Diabetes mellitus, lokale Komplikationen wie Ikterus, Zysten, Magenausgangstenose oder portale Hypertension) können einzeln oder in unterschiedlicher Kombination und Ausprägung vorhanden sein.

Eine enge Korrelation zwischen morphologischen Veränderungen und Einschränkungen der Funktion findet sich in späten (fortgeschrittenen) Stadien der CP, während in frühen Erkrankungsstadien keine Korrelation zwischen Morphologie und Funktion besteht [2]. Daher sind in verschiedenen Krankheitsstadien unterschiedliche morphologische Untersuchungen und gegebenenfalls Funktionstests notwendig, um die Diagnose der CP zu sichern. In jedem Fall erhält man ein vollständiges Bild des Krankheitsstadiums erst durch die Wertung des klinischen Erscheinungsbilds, des Grads der morphologischen Veränderungen und der Funktionseinschränkungen.

Patienten, die nach jahrelangem Alkoholabusus in einem fortgeschrittenen Krankheitsstadium diagnostiziert werden, stellen kein Problem dar. Die Mehrzahl der Patienten präsentiert sich jedoch in einem früheren Stadium der Erkrankung. Diese Patienten sind differentialdiagnostisch anspruchsvolle Fälle.

Bildgebende Verfahren

Invasive und nichtinvasive bildgebende Verfahren sind im klinischen Alltag die bedeutendsten diagnostischen Methoden für die Diagnose der CP. Qualität und Genauigkeit der einzelnen Verfahren variieren sehr stark in Abhängigkeit vom Test, vom Stadium der Erkrankung und von der Erfahrung des Untersuchers. Derzeit ist die endoskopische retrograde Pankreatikografie der Goldstandard der morphologischen Diagnostik.

Transabdominale Sonografie

Die transabdominale Sonografie war das erste Verfahren, mit dem eine komplette Darstellung des Pankreas möglich wurde. Als billiges, nichtinvasives, weit verbreitetes und gut toleriertes Verfahren ist es häufig Methode der ersten Wahl bei Patienten mit abdominalen Beschwerden. Die Sensitivität der transabdominalen Sonografie zur Detektion der CP ist jedoch gering. Sie variiert zwischen 48 und 96%, wobei in fortgeschrittenen Krankheitsstadien die Sensitivität zunimmt. Ihre Spezifität liegt bei 75–90% [3–7]. Der entscheidende Nachteil der Sonografie besteht darin, dass eine Standardisierung des Untersuchungsablaufs und der Schnitte aus anatomischen (Darstellbarkeit des Pankreas) und technischen Gründen (Erfahrung des Untersuchers, Stadium der Erkrankung) nicht

Tab. 2. Cambridge-Kriterien der CP [12]

Stadium der CP	Veränderungen
Normal	normaler Hauptgang, normale Seitenäste
Unbestimmt	normaler Hauptgang, Veränderungen an <3 Seitenästen
Mild	normaler Hauptgang, Veränderungen an >3 Seitenästen
Mittelschwer	Veränderungen am Hauptgang und an den Seitenästen
Schwer	Veränderungen am Hauptgang und an den Seitenästen Obstruktion und Stenosen des Hauptgangs, Verkalkungen

Tab. 3. EUS-Kriterien [23]

Parenchymale Veränderungen
Echoarme Läsionen
Echoreiche Läsionen (>3 mm Durchmesser)
Größe des Pankreas; Zysten
Betonung der lobulierten Architektur (echoarme Läsionen umgeben von echoreichen Septen (Honigwabenmuster)

Duktale Veränderungen
Betonte, echoreiche und unregelmäßig verlaufende Wand des Pankreashauptgangs
Unregelmäßige Weite und Dilatation des Pankreashauptgangs
Dilatation der Seitenäste
Verkalkungen

möglich ist. Die Anwendbarkeit der transabdominalen Ultraschalluntersuchung für die Diagnostik der CP ist daher limitiert. Die diagnostischen Kriterien der CP für die transabdominale Sonografie sind [8, 9]:
- unregelmäßige Organkontur (Lobulierung)
- Dilatation und unregelmäßiger Verlauf des Pankreashauptgangs
- Parenchymheterogenität (echoarme/echoreiche Areale)
- Zysten
- Verkalkungen.

In der klinischen Routine liegt der Stellenwert der transabdominalen Ultraschalluntersuchung nicht in der Diagnose, sondern in der Detektion von Komplikationen und möglicherweise im Follow-up der CP.

Klinisch ist entscheidend, dass bei sonografisch nachweisbaren Zeichen der CP die Diagnose sicher ist (hohe Spezifität). Falls das Pankreas aber nicht vollständig sichtbar war oder normal erschien, sind weitere Untersuchungen notwendig (eingeschränkte Sensitivität).

Computertomografie (CT)

Der Vorteil der CT besteht darin, dass sie standardisierbar und unabhängig von der Erfahrung des Untersuchers durchführbar ist. Bei allen technisch korrekten Untersuchungen (Schichtung, Kontrastierung, Spiral-CT-Technik) ist das gesamte Pankreas sichtbar. Die CT erlaubt eine exakte Evaluation von Verkalkungen und Erweiterungen des Pankreashauptgangs. Seitenäste werden jedoch nur in fortgeschrittenen Krankheitsstadien dargestellt [8, 10]. Damit ist die CT eine ausgezeichnete Methode, um fortgeschrittene Krankheitsstadien zu erkennen. Diskrete Veränderungen in frühen Krankheitsstadien sind mit der CT nicht darstellbar.

Ingesamt hat die CT eine Sensitivität von 56–95% bei einer Spezifität von 85–100% [3, 4, 11].

Endoskopische retrograde Pankreatikografie (ERP)

Die ERP ist derzeit der Goldstandard für die Diagnose und das Staging der CP. Alle internationalen Definitionen der CP basieren auf den in der ERP nachweisbaren spezifischen Veränderungen am Pankreasgangsystem, die 1984 als Cambridge-Kriterien definiert wurden [12] (Tab. 2).

Die ERP ist als Goldstandard in der Genauigkeit allen anderen Testverfahren per definitionem überlegen: In großen Studien wurde die Sensitivität mit 68–100% und die Spezifität mit 89–100% beschrieben [2, 13–15]. Allerdings ist die ERP eine invasive Methode mit einer geringen, aber nicht zu vernachlässigenden Komplikationsrate. Akute Post-ERP-Pankreatitiden treten in 3–7% der untersuchten Fälle auf [16].

Für eine technisch erfolgreiche ERP ist spezialisiertes und trainiertes Personal notwendig, ebenso für die exakte Beurteilung der Pankreatogramme. Nicht zu jedem Zeitpunkt sind die darstellbaren Veränderungen pathognomonisch für eine CP: Pathologische Veränderungen im Pankreatogramm unmittelbar nach akuter Pankreatitis können möglicherweise reversibel sein. Andererseits können bei älteren Patienten auch ohne CP pathologische Veränderungen im Pankreatogramm nachweisbar sein [17].

Die Vorteile der ERP liegen darin, dass sie gut standardisiert und evaluiert ist und dass Interventionen möglich sind. Die Nachteile sind Komplikationsrate, Kosten und Invasivität.

Magnetresonanzpankreatikografie (MRP)

Durch die Kombination der Magnetresonanztomografie (MRT) mit der MRP existiert ein bildgebendes Verfahren, mit dem Pankreasparenchym und -gangstrukturen darstellbar sind [18–20]. Die MRT erfährt eine ständige Entwicklung sowohl der Hardware als auch der für die Generierung der Bilder erforderlichen Software. Dies führt dazu, dass kontinuierlich neue Möglichkeiten in die Diagnostik implementiert werden, deren tatsächlicher Stellenwert jedoch nicht in der gleichen Geschwindigkeit evaluierbar ist. Das Hauptproblem der MRP besteht bis heute darin, dass die Strukturen der Seitenäste nicht in einer der ERP vergleichbaren Qualität darstellbar sind, weshalb die MRP nicht uneingeschränkt als diagnostische Modalität bei Patienten mit frühen Stadien der CP geeignet ist [21].

Der tatsächliche Benefit der MRP für den Patienten wird zukünftig entscheidend von der Patientenselektion abhängen [22].

Tab. 4. Sensitivität und Spezifität verschiedener diagnostischer Methoden [nach 3, 4, 11]

	Sensitivität, %	Spezifität,%
Morphologische Methoden		
Transabdominale Sonografie	48–96	75–90
CT	56–95	85–100
ERP	68–100	89–100
EUS	85–100	85–100
Funktionelle Methoden für exokrine Pankreasfunktionen		
Invasive Tests		
Sekretin-Cholezystokinin-/Sekretin-Cerulein-Test	≥90–100	>90
Nichtinvasive Tests		
PLT	70–85	75
FE-1	35–85	83

Endoskopischer Ultraschall (EUS)

Mit dem EUS sind im Vergleich zu den anderen bildgebenden Methoden sowohl das Gangsystem als auch das Pankreasparenchym beurteilbar [23–27].

Wiersema et al. [23] beschrieben die diagnostischen Kriterien der CP, die beim EUS nachweisbar sind, und evaluierten sie (Tab. 3). Im Vergleich zu den anderen bildgebenden Methoden können sowohl bei Patienten mit fortgeschrittener Erkrankung als auch bei solchen im frühen Erkrankungsstadium typische Veränderungen einer CP mit dem EUS detektiert werden [23, 26].

Insbesondere in frühen Erkrankungsstadien bietet der EUS Vorteile gegenüber allen anderen bildgebenden Methoden. In einer Serie von Patienten mit typischen Beschwerden und einer ebenso ausgeprägten Alkoholanamnese fanden wir bei normaler ERP mittels EUS charakteristische Veränderungen für eine CP. Im Verlauf eines Follow-up von 18 Monten konnten wir bei 68,8% der Patienten, die initial eine normale ERP, aber typische Veränderungen im EUS hatten, in einer Kontroll-ERP ebenfalls Veränderungen nachweisen. Wir schließen daraus auf eine höhere Sensitivität des EUS im Vergleich zur ERP bei Patienten mit ausgeprägter klinischer und anamnestischer Konstellation [28].

Die Anwendung des EUS zum Nachweis oder zum Ausschluss einer CP bedarf großer Erfahrung des Untersuchers, was zusammen mit den hohen Kosten von Nachteil ist. Vorteile sind die verlässliche Darstellung von Parenchym und Gangsystem ohne Risiko einer Pankreatitis auch bei frühen Formen der Erkrankung.

Zusammenfassung

Es gibt eine Vielzahl bildgebender Verfahren für die Untersuchung von Patienten, bei denen eine CP vermutet wird. Die Diagnose einer fortgeschrittenen Erkrankung ist dabei keine Schwierigkeit, da in diesen Fällen alle bildgebenden Methoden eine hohe Sensitivität besitzen. Problematisch sind Patienten mit frühen Formen der Erkrankung. Für diese ist der EUS die Methode der Wahl.

Von allen bildgebenden Methoden ist die MRT/MRP diejenige, die sich in den vergangenen Jahren am gravierendsten entwickelt hat. Mit der Verfügbarkeit von neuer Hard- und Software sind hier zukünftig weitere Verbesserungen der Bildgebung auch bei frühen Erkrankungsstadien zu erwarten.

Sollte der EUS nicht verfügbar sein, bietet gegenwärtig die Kombination von ERP und CT die umfangreichsten morphologischen Informationen.

Die transabdominale Sonografie ist trotz geringer Kosten, weiter Verbreitung, Komplikationsarmut und der Möglichkeit, Differentialdiagnosen auszuschließen, wegen der zu geringen Sensitivität in frühen Stadien der Erkrankungen und der starken Untersucherabhängigkeit in der Anwendung zumindest limitiert.

Untersuchungen der exokrinen Pankreasfunktion

Funktionsuntersuchungen spielen eine komplementäre Rolle für die Diagnostik der CP. Diese eingeschränkte Bedeutung hat verschiedene Ursachen:

1. Die Manifestation einer Pankreasinsuffizienz tritt gewöhnlich spät im Verlauf der CP auf, wenn bereits mehr als 90% des Parenchyms zerstört sind [29].
2. Der sensitivste Test zur Bestimmung der exokrinen Pankreasfunktion ist ein invasiver Test, der auf der Aspiration von Duodenalsaft nach Pankreasstimulation beruht. Nur dieser Test kann bereits in frühen Stadien der CP Funktionseinschränkungen nachweisen [2].
3. Die nichtinvasiven Tests der exokrinen Pankreasfunktion dagegen haben eine hohe Sensitivität nur in fortgeschrittenen Krankheitsstadien [30].

Für klinische Therapieentscheidungen (Enzymsubstitution) dagegen können Funktionstests wichtige Informationen liefern; für die Verlaufsbeurteilung sind sie hilfreich [2].

In der klinischen Routine kommen vor allem nichtinvasive Tests (Pankreolauryl-Test, PLT, Bestimmung der fäkalen Elastase-1, FE-1) zur Anwendung. Die invasiven Tests (Tests mit duodenaler Intubation) werden vor allem in hochspezialisierten Zentren und bei wissenschaftlichen Fragestellungen angewandt.

Invasive Funktionstests

Duodenale Intubationstests mit hormoneller Stimulation des Pankreas (Sekretin-Cerulein-Test, Lundh-Test) sind die einzigen Tests, die in allen Stadien der Erkrankung in der Lage sind, Funktionseinschränkungen nachzuweisen. Sie gelten daher als Goldstandard in der Bestimmung der exokrinen Pankreasfunktion und sind die Tests mit der höchsten Sensitivität und Spezifität (Tab. 4).

Da die invasiven Tests der exokrinen Pankreasfunktion sehr aufwändig und teuer sind und für die klinische Routine kaum ausschlaggebende Informationen bringen, werden sie nur in wenigen spezialisierten Zentren angewandt. Eine Standardisierung der Tests erfolgte nie. Die meisten Untersucher bevorzugen eine Pankreasstimulation mit Cholezystokinin (CCK 8) oder Cerulein, die eine maximale und eine maximal andauernde (60–90 min) funktionelle Stimulation des Pankreas bewirken sollen. Nach dieser Stimulation wird der Output von mindestens zwei Enzymen und Bikarbonat, die Bestandteile des Pankreassekrets sind, im aspirierten Duodenalsaft gemessen [30].

Nichtinvasive Pankreasfunktionstests

Nichtinvasive Pankreasfunktionstests sind im Gegensatz zu den genannten in der klinischen Routine einsetzbar. Alle nichtinvasiven Tests haben den Nachteil der geringeren Sensitivität in frühen Erkrankungsstadien mit nur leichter Einschränkung der exokrinen Pankreasfunktion.

Pankreolauryl-Test

Das Prinzip des PLT besteht darin, dass ein komplexes Substrat verabreicht wird, welches durch spezifische Pankreasenzyme hydrolysiert wird. Die freigesetzte Markersubstanz wird im Darm resorbiert und anschließend im Urin oder Serum quantifiziert [31]. Die diagnostische Genauigkeit des PLT ist durch Sekretinstimulation verbessert worden [32]. Es gibt funktionelle und anatomische Veränderungen des proximalen Gastrointestinaltrakts, die die prinzipielle Verwendbarkeit des PLT einschränken: Dünndarmerkrankungen mit erhöhter orozökaler Passagezeit und Resorptionsstörungen, Ikterus oder Magenentleerungsstörungen führen ebenso zu stark eingeschränkter Beurteilbarkeit des PLT wie anatomische Veränderungen durch Magenresektionen.
Für klinische Fragestellungen hat der PLT eine ausreichende Sensitivität und Spezifität (Tab. 4).

Stuhluntersuchungen

Stuhluntersuchungen auf Fett, Chymotrypsin und FE-1 sind weit verbreitet. Stuhlfettuntersuchungen spielen heute keine Rolle, da eine Fettmalabsorption erst auftritt, wenn mehr als 90% des Pankreasparenchyms zerstört ist, was auch bei Patienten mit schwerer exokriner Pankreasinsuffizienz nur bei einer Minderheit der Fall ist [29].
Die Messung des fäkalen Chymotrypsins ist weiterhin populär, allerdings ist die diagnostische Genauigkeit nicht akzeptabel.
Die höchste Genauigkeit der derzeit vorhandenen Stuhluntersuchungen bietet die Messung der FE-1. Neben der hohen Stabilität der Pankreaselastase während der Darmpassage wird mit dem kommerziell erhältlichen Test ausschließlich humane Elastase gemessen, was vorteilhaft bei gleichzeitiger therapeutischer Pankreasenzymsubstitution ist, da die dabei zugeführte Elastase aus Schweinepankreas das Testergebnis nicht beeinflusst.
Obwohl die FE-1-Messung den anderen Stuhltests überlegen ist, sollte ihre diagnostische Wertigkeit nicht überbewertet werden, da Sensitivität und Spezifität bei frühen Formen der CP gering sind [33, 34].

^{13}C-Atemtests

Bei ^{13}C-Atemtests werden ^{13}C-markierte Substrate nach oraler Aufnahme durch spezifische Pankreasenzyme verdaut. Die $^{13}CO_2$-Exhalation kann in der ausgeatmeten Luft gemessen werden und dient als Parameter für die exokrine Pankreasfunktion.
Gegenwärtig sind in Forschungslaboratorien verschiedene Tests verfügbar, die Defizite unterschiedlicher Pankreasenzyme nachweisen: ^{13}C-Mixed-Triglycerid- sowie -Triolin- und -Hiolein-Atemtests weisen eine verminderte Lipaseaktivität nach. Mit dem ^{13}C-Cholesteryl-Oktanoat-Atemtest wird die pankreatische Cholesterolesterase gemessen, wogegen mit dem ^{13}C-Starch-Atemtest die Amylaseaktivität erfasst wird. Alle diese Tests spielen bisher keine Rolle in der klinischen Routine, da sie teuer, weder standardisiert noch hinreichend evaluiert sind und damit derzeit noch keine zusätzlichen Informationen bieten können. Hilfreich wären zukünftig Tests, die spezifische Pankreasenzyme, die in kleineren Mengen als Amylase und Lipase sezerniert werden, messen können.

Untersuchungen der endokrinen Pankreasinsuffizienz

Für klinische Entscheidungen ist die Differenzierung zwischen normaler endokriner Pankreasfunktion, gestörter oraler Glukosetoleranz und manifestem Diabetes mellitus ausreichend. Diese Differenzierung gelingt mit einer einfachen Messung des Nüchternblutzuckers und (falls dieser normal ist) mit einem oralen Glukosetoleranztest [35].

Resümee

Pankreasfunktionstests ergänzen morphologische und klinische Untersuchungen. Für klinische Therapieentscheidungen (Enzymsubstitution) können Funktionstests wichtige Informationen liefern, für die Verlaufsbeurteilung sind sie hilfreich. Mit Ausnahme des Sekretin-Cerulein-Tests spielen Funktionstests keine Rolle in der Diagnostik der CP, da sie nicht in der Lage sind, frühe Stadien der exokrinen Insuffizienz nachzuweisen. Der Sekretin-Cerulein-Test kommt wegen der hohen Anforderungen an Ausstattung und Untersucher nur in wenigen spezialisierten Zentren zur Anwendung.

Literatur

1 Ammann RW, Akovbiantz A, Largiader F, Schueler G: Course and outcome of chronic pancreatitis. Longitudinal study of a mixed medical-surgical series of 245 patients. Gastroenterology 1984;86:820–828.

2 Malfertheiner P, Büchler MW: Correlation of imaging and function in chronic pancreatitis. Radiol Clin North Am 1989;27:51–64.

3 Freeny PC, Lawson T: Radiology of the Pancreas. New York, Springer, 1982.

4 Hessel SJ, Siegelman SS, McNeil BJ, Sanders R, Adams DF, Alderson PO, Finberg HJ, Abrams HL: A prospective evaluation of computed tomography and ultrasound of the pancreas. Radiology 1982; 143:129–133.

5 Bolondi L, Priori P, Gullo L, Santi V, Li BS, Barbara L, Labo G: Relationship between morphological changes detected by ultrasonography and pancreatic exocrine function in chronic pancreatitis. Pancreas 1987;2:222–229.

6 Bolondi L, Li BS, Gaiani S, Santi V, Gullo L, Barbara L: Impaired response of main pancreatic duct to secretin stimulation in early chronic pancreatitis. Dig Dis Sci 1989;34:834–840.

7 Bolondi L, Li BS, Gaiani S, Barbara L: Sonography of chronic pancreatitis. Radiol Clin North Am 1989;27:815–833.

8 Niederau C, Grendell JH: Diagnosis of chronic pancreatitis. Gastroenterology 1985;88:1973–1995.

9 Alpern MB, Sandler MA, Kellman GM, Madrazo BL: Chronic pancreatitis: Ultrasonic features. Radiology 1985;155:215–219.

10 Malfertheiner P, Buchler M, Stanescu A, Ditschuneit H: Pancreatic morphology and function in relationship to pain in chronic pancreatitis. Int J Pancreatol 1987;2:59–66.

11 Ferrucci JT, Wittenberg J, Black EB, Kirkpatrick RH, Hall DA: Computed body tomography in chronic pancreatitis. Radiology 1979;130:175–182.

12 Axon AT, Classen M, Cotton PB, Cremer M, Freeny PC, Lees WR: Pancreatography in chronic pancreatitis: International definitions. Gut 1984;25: 1107–1112.

13 Braganza JM, Hunt LP, Warwick F: Relationship between pancreatic exocrine function and ductal morphology in chronic pancreatitis. Gastroenterology 1982;82:1341–1347.

14 Caletti G, Brocchi E, Agostini D, Balduzzi A, Bolondi L, Labo G: Sensitivity of endoscopic retrograde pancreatography in chronic pancreatitis. Br J Surg 1982;69:507–509.

15 Sica GT, Braver J, Cooney MJ, Miller FH, Chai JL, Adams DF: Comparison of endoscopic retrograde cholangiopancreatography with MR cholangiopancreatography in patients with pancreatitis. Radiology 1999;210:605–610.

16 Sherman S, Lehman GA: Endoscopic therapy of pancreatic disease. Gastroenterologist 1993;1:5–17.

17 Forsmark CE, Toskes PP: What does an abnormal pancreatogram mean? Gastrointest Endosc Clin N Am 1995;5:105–123.

18 Takehara Y, Ichijo K, Tooyama N, Kodaira N, Yamamoto H, Tatami M, Saito M, Watahiki H, Takahashi M: Breath-hold MR cholangiopancreatography with a long-echo-train fast spin-echo sequence and a surface coil in chronic pancreatitis. Radiology 1994;192:73–78.

19 Soto JA, Barish MA, Yucel EK, Clarke P, Siegenberg D, Chuttani R, Ferrucci JT: Pancreatic duct: MR cholangiopancreatography with a three-dimensional fast spin-echo technique. Radiology 1995; 196:459–464.

20 Soto JA, Barish MA, Yucel EK, Ferrucci JT: MR cholangiopancreatography: findings on 3D fast spin-echo imaging. AJR Am J Roentgenol 1995; 165:1397–1401.

21 Robinson PJ, Sheridan MB: Pancreatitis: Computed tomography and magnetic resonance imaging. Eur Radiol 2000;10:401–408.

22 Sahai AV, Devonshire D, Yeoh KG, Kay C, Feldman D, Willner I, Farber J, Patel R, Tamasky PR, Cunningham JT, Trus T, Hawes RH, Cotton PB: The decision-making value of magnetic resonance cholangiopancreatography in patients seen in a referral center for suspected biliary and pancreatic disease. Am J Gastroenterol 2001;96:2074–2080.

23 Wiersema MJ, Hawes RH, Lehman GA, Kochman ML, Sherman S, Kopecky KK: Prospective evaluation of endoscopic ultrasonography and endoscopic retrograde cholangiopancreatography in patients with chronic abdominal pain of suspected pancreatic origin. Endoscopy 1993;25:555–564.

24 Tenner SM, Banks PA, Wiersema MJ, van Dam J: Evaluation of pancreatic disease by endoscopic ultrasonography. Am J Gastroenterol 1997;92:18–26.

25 Vazquez SE, Wiersema MJ: The role of endoscopic ultrasonography in diagnosis, staging, and management of pancreatic disease states. Curr Gastroenterol Rep 2000;2:125–132.

26 Nattermann C, Goldschmidt AJ, Dancygier H: Endosonography in chronic pancreatitis – a comparison between endoscopic retrograde pancreatography and endoscopic ultrasonography. Endoscopy 1993;25:565–570.

27 Nattermann C, Goldschmidt AJ, Dancygier H: Endosonography in the assessment of pancreatic tumors. A comparison of the endosonographic findings of carcinomas and segmental inflammatory changes. Dtsch Med Wochenschr 1995;120:1571–1576.

28 Kahl S, Glasbrenner B, Leodolter A, Pross M, Schulz HU, Malfertheiner P: Endoscopic ultrasonography in the diagnosis of early chronic pancreatitis: A prospective follow-up study. Gastrointest Endosc 2002 (in press).

29 DiMagno EP, Go VL, Summerskill WH: Relations between pancreatic enzyme ouputs and malabsorption in severe pancreatic insufficiency. N Engl J Med 1973;288:813–815.

30 Lankisch PG: Function tests in the diagnosis of chronic pancreatitis. Critical evaluation. Int J Pancreatol 1993;14:9–20.

31 Malfertheiner P, Buchler M, Muller A, Ditschuneit H: Fluorescein dilaurate serum test: A rapid tubeless pancreatic function test. Pancreas 1987;2:53–60.

32 Dominguez-Munoz JE, Malfertheiner P: Optimized serum pancreolauryl test for differentiating patients with and without chronic pancreatitis. Clin Chem 1998;44:869–875.

33 Leodolter A, Kahl S, Dominguez-Munoz JE, Gerards C, Glasbrenner B, Malfertheiner P: Comparison of two tubeless function tests in the assessment of mild-to- moderate exocrine pancreatic insufficiency. Eur J Gastroenterol Hepatol 2000;12:1335–1338.

34 Lankisch PG, Schmidt I, Konig H, Lehnick D, Knollmann R, Lohr M, Liebe S: Faecal elastase 1: Not helpful in diagnosing chronic pancreatitis associated with mild to moderate exocrine pancreatic insufficiency. Gut 1998;42:551–554.

35 Glasbrenner B, Tirpitz C, Malfertheiner P, Adler G: Endocrine pancreatic function in the diagnosis and staging of chronic pancreatitis; in: Malfertheiner P, Dominguez-Munoz JE, Schulz HU, Lippert H (eds): Diagnostic Procedures in Chronic Pancreatitis. Berlin, Springer, 1997, pp 303–309.

Chirurgische Gastroenterologie Interdisziplinär

Hauptthema · Main Topic

Chir Gastroenterol 2001;17:294–302

Konservative Therapie der chronischen Pankreatitis

J. Mössner

Medizinische Klinik und Poliklinik II, Universität Leipzig

Schlüsselwörter
Alkohol · Interventionelle Endoskopie · Nichtsteroidale Antirheumatika · Opiate · Pankreatin · Mikropellets · Insulin

Zusammenfassung
Die symptomatische Therapie der chronischen Pankreatitis hat mehrere Arme: Alkoholkarenz hat das Ziel der sozialen Reintegration, der Verbesserung der Compliance, von Verzögerung des Krankheitsverlaufs und der Reduktion von Komplikationen, Nikotinkarenz das Ziel einer Verzögerung der Arteriosklerose und weiterer Nikotin bedingter Komplikationen. Die Schmerztherapie ist abhängig vom Pathomechanismus der Schmerzen und sollte daher kausal sein. Medikamentös sind verschiedene Applikationsformen möglich: oral, sublingual, intravenös, transdermal, peridural, intrathekal und die Plexus-coeliacus-Blockade. Mittels interventioneller Endoskopie sind Gallengang-, Pankreasgang- und Pseudozystendrainagen sowie in der Kombination mit extrakorporaler Stoßwellenlithotripsie die Entfernung präpapillärer Pankreasgangkonkremente möglich. Die interventionelle Endoskopie hat wahrscheinlich keinen Einfluss auf den Langzeitverlauf der Erkrankung. Die Therapie der exokrinen Insuffizienz erfolgt mit dem Ziel der Beseitigung/Besserung der Maldigestion mit Schweinepankreatin (säuregeschützte Mikrotabletten oder -pellets) oder konventionellem Pankreatin bei fehlender Magensäure. Gentechnologisch hergestellte mikrobielle säureresistente Lipase ermöglicht vielleicht in Zukunft, das heute noch partiell bestehende Problem der Säure- und Proteasenzerstörung der Lipase zu lösen. Der Stellenwert einer Applikation fettlöslicher Vitamine und einer fettrestringierten Diät bzw. der Gabe von mittelkettigen Triglyceriden ist nur bei therapierefraktärer schwerer Maldigestion zu sehen. Die Therapie der endokrinen Insuffizienz kann vorübergehend mit oralen Antidiabetika durchgeführt werden; in der Regel muss sie mit Insulin erfolgen. Eine Operationsindikation kann zur Schmerztherapie, zur Behandlung von Komplikationen sowie bei Karzinomverdacht bestehen.

Key Words
Alcohol · Interventional endoscopy · Non-steroidal anti-inflammatory drugs · Opioids · Porcine pancreatic extracts · Micropellets · Insulin

Summary
Conservative Therapy of Patients with Chronic Pancreatitis
The symptomatic therapy of chronic pancreatitis can be divided into several arms: abstinence from alcohol to achieve social reintegration, improvement of compliance, retardation of disease progression, and reduction of complications; abstinence from nicotine to retard arteriosclerosis and further nicotine-dependent complications. Pain therapy is dependent on the pathogenesis of pain and should, therefore, be causal. Drugs can be applied via the oral, sublingual, intravenous, transdermal, peridural, or intrathecal route. In severe cases a plexus celiacus blockade is necessary. Interventional endoscopy has its indication to treat distal stenoses of the bile and/or pancreatic duct, to drain pseuodcysts and to remove, via extracorporeal shock wave lithotripsy, prepapillary pancreatic duct stones. Interventional endoscopy has probably no benefit on the long-term course of chronic pancreatitis. Therapy of exocrine pancreatic insufficiency has the intention to improve maldigestion. Usually, porcine pancreatic extracts (acid resistant microtablets or micropellets) or conventional extracts in case of a lack of gastric acid are used. Probably, in the future, genetically synthesized microbial acid-resistant lipase will have the potential to solve the partially existing problem of lipase destruction by acid and protease. Lipid-soluble vitamins, medium-chain triglycerides, and a fat-restricted diet are only necessary in cases of severe maldigestion which cannot be markedly improved by application of porcine pancreatic extracts. Therapy of endocrine insufficiency usually needs the application of insulin. Intensified insulin therapy should be avoided in patients who are not compliant. Surgery may be indicated due to pain, complications or suspicion of cancer.

KARGER

Fax +49 761 4 52 07 14
E-mail Information@Karger.de
www.karger.com

Accessible online at:
www.karger.com/journals/cga

Prof. Dr. J. Mössner
Medizinische Klinik und Poliklinik II
Zentrum für Innere Medizin
Universität Leipzig
Philipp-Rosenthal-Straße 27, D-04103 Leipzig (Deutschland)
Tel. +49 341 97 122-01, Fax -09, E-mail moej@medizin.uni-leipzig.de

Einleitung

Die chronische Pankreatitis ist durch die schubweise oder kontinuierliche Zerstörung des Pankreasgewebes im Rahmen der chronischen Entzündung definiert. Nach einer subklinischen Phase unterschiedlicher Dauer kommt es meist zu rezidivierenden akuten Schüben und zur exokrinen und endokrinen Pankreasinsuffizienz. Die Therapie ist in der Regel daher rein symptomatisch.

In Industrienationen ist die chronische Pankreatitis in etwa 70% aller Fälle alkoholinduziert. Zwischen Menge und Dauer des Alkoholkonsums und dem Risiko, eine chronische Pankreatitis zu entwickeln, besteht eine Korrelation [1]. In 20–30% der Fälle ist eine auslösende Ursache nicht erkennbar (idiopathische chronische Pankreatitis), und in einem Drittel der Fälle ist die idiopathische chronische Pankreatitis mit Mutationen des «cystic fibrosis transmembrane conductance regulator» (CFTR) assoziiert [2, 3, detaillierte Ausführungen siehe 4]. Mutationen, die noch eine Partialfunktion des CFTR ermöglichen, prädisponieren offensichtlich zu einer chronischen Pankreatitis. Seltene weitere Ursachen sind eine chronische Obstruktion (langsam wachsender Tumor, narbige Gangeinengung nach akuter Pankreatitis, Pancreas divisum), primärer Hyperparathyreoidismus und hereditäre Formen. Bei der hereditären Pankreatitis lassen sich in zwei Dritteln der Fälle Punktmutationen des kationischen Trypsins finden [5–8]. Ferner treten bei nichthereditären Formen sowohl bei der idiopathischen Pankreatitis als auch bei einigen alkoholinduzierten Fällen SPINK-Mutationen (Serinproteasen-Inhibitoren vom Kasal-Typ) auf [9].

Die Aufklärung genetischer Veränderungen, die entweder die Krankheit verursachen oder bei zusätzlichen, zum Teil noch unbekannten Kofaktoren, die Krankheitspenetranz beeinflussen, hat noch zu keinerlei therapeutischen Konsequenzen geführt [bezüglich Diagnostik, Klassifikation und Molekulargenetik siehe 4, 10–12].

Klinisches Bild

Die symptomatische Therapie ist stadiengerecht und setzt daher eine Kenntnis des klinischen Bildes und der Komplikationsmöglichkeiten voraus. Die chronische Pankreatitis kann in Stadien eingeteilt werden:

Stadium I: Präklinisches Stadium ohne manifeste Symptomatik mit bereits chronisch entzündlichen Veränderungen des Organs

Stadium II: Klinische Symptome in Form von rezidivierenden akuten Schüben und sekundären Komplikationen. Mit zunehmendem Untergang von Pankreasgewebe Nachlassen der Intensität der klinischen Symptome. Einige Patienten zeigen auch ein chronisches Schmerzsyndrom und einen Krankheitsverlauf ohne typische Schübe. Die häufigste Komplikation ist die Entstehung von Pankreaspseudozysten mit unterschiedlichster Symptomatik (Tab. 1).

Tab. 1. Komplikationsmöglichkeiten und Symptomatik von Pankreaspseudozysten

Komplikation	Symptomatik
Obstruktion des Duodenums/Magens	Erbrechen, Schmerzen
Obstruktion des Ductus choledochus	Ikterus, Schmerzen
Rasche Größenzunahme	Schmerzen
→ Gefahr der Ruptur	
in die freie Bauchhöhle	pankreatogener Aszites
infizierter Zysteninhalt	Peritonitis
ins Retroperitoneum	Harnstau, Schmerzen
in den Thoraxraum	
Pleuraerguss	Atemnot
Bronchialwege	produktiver Husten
Duodenum	mögliche «Selbstheilung» der Pseudozyste
Milzvenenkompression → Thrombose	Schmerzen
→Splenomeglie, Fundusvarizen	Varizenblutung
Infektion → Abszess/Empyem	Fieber, Sepsis, Schmerzen
Gefäßarrosion	lebensbedrohender Blutungsschock

Tab. 2. Pathogenese von Schmerzen bei chronischer Pankreatitis

Entzündlicher Pankreaskopftumor → Duodenalkompression mit/ohne Ductus-choledochus-Kompression
Entzündliche Infiltration des Retroperitoenums
Pseuodzyste → Kompression benachbarter Organe, Pankreaskapselspannung
Pankreasgangobstruktion durch Narben oder Gangkonkremente/ Proteinpräzipitate → Gangdruckerhöhung → Kapselspannung
Entzündliche Infiltration sensibler Nervenfasern
Pankreasischämie bei Arteriosklerose
Extrapankreatische Ursachen: Magen-, Duodenalulkus
Meteorismus bei Maldigestion
Psychogene Ursachen bei Alkoholkrankheit

Stadium III: Progrediente exokrine und endokrine Insuffizienz mit zunehmender Diarrhöe und Steatorrhöe, weiterem Gewichtsverlust sowie Symptomen des Diabetes mellitus. Etwa 10% aller Patienten werden aufgrund eines primär schmerzlosen Verlaufs erst im Stadium III mit progredientem Gewichtsverlust wegen ausgeprägter Maldigestion klinisch auffällig.

Leitsymptome

Leitsymptome sind der rezidivierende, oft gürtelförmige Schmerz im Oberbauch sowie Gewichtsverlust. Die Pathogenese der Schmerzen ist vielschichtig [10] (Tab. 2). Im Stadium II ist der Gewichtsverlust durch unzureichende Kalorienzufuhr aufgrund nahrungsabhängiger Schmerzen erklärt, im Stadium III durch zunehmende Maldigestion. Bei eingeschränkter exokriner Pankreasfunktion kommen Fettstuhl und andere Merkmale der schweren Maldigestion wie Folgeerkrankungen des Mangels an fettlöslichen Vitaminen hinzu: Vitamin-E-

Mangel (Hautveränderungen), Vitamin-A-Mangel (Nachtblindheit), Vitamin-K-Mangel (Gerinnungsstörungen), Vitamin-D-Mangel (Osteomalazie). Das Spätstadium ist charakterisiert durch eine zunehmende endokrine Insuffizienz mit Diabetes mellitus.
Die Symptomatik kann erweitert werden durch Folgeerkrankungen des Alkohol- und Nikotinabusus wie arterielle Verschlusskrankheit, chronische Bronchitis, Lungenkarzinom, Fettleber, Leberzirrhose mit oder ohne portale Hypertension. Die typische Trias von Gewichtsverlust mit oder ohne Steatorrhöe, Diabetes mellitus und Pankreaskalzifikationen findet sich bei einem Drittel der Patienten, meist erst im Stadium III.

Komplikationen
Häufigste Komplikation ist die Entstehung von Pseudozysten, die je nach Größe, Lokalisation und Verlauf ein unterschiedliches Bild bieten können. In bis zu 5% muss mit der Entstehung eines *Pankreaskarzinoms* auf dem Boden der chronischen Pankreatitis gerechnet werden. Insbesondere bei der hereditären chronischen Pankreatitis ist aufgrund der jahrzehntelangen chronischen Pankreasentzündung das Karzinomrisiko erhöht [13, 14].

Exokrine und endokrine Insuffizienz
Der Zeitpunkt des Auftretens einer klinisch manifesten Maldigestion ist nicht vorhersehbar. Die Lipasesekretion muss wenigstens zu 90% erniedrigt sein, bevor es zu einer manifesten Steatorrhöe kommt [15], die durch voluminöse, gelbliche, übelriechende Stühle mit einem täglichem Gesamtstuhlgewicht von deutlich >200 g und einer Stuhlfettausscheidung von >7 g/Tag gekennzeichnet ist.
Die endokrine Insuffizienz geht oft nicht mit der exokrinen Insuffizienz parallel. 20% der Patienten haben auch nach 10-jähriger Krankheitsdauer noch keinen Diabetes.

Therapie

Eine Heilung der Erkrankung ist nicht möglich. 10 Jahre nach Diagnosestellung leben nur noch 50% der Patienten [16]. Todesursachen sind aber weniger Multiorganversagen oder Sepsis bei akuten Schüben mit nekrotisierender Pankreatitis, operationsbedingte Letalität oder Spätkomplikationen eines Diabetes mellitus, sondern Erkrankungen aufgrund der «Lebensgewohnheiten»: ein erhöhtes Risiko, ein Malignom, unter anderem Lungenkarzinom, aufgrund des Nikotinabusus und wahrscheinlich auch der gestörten Immunabwehr bei Alkoholabusus zu entwickeln, Folgekomplikationen der nikotinbedingten Arteriosklerose, alkoholbedingte Unfälle, inadäquate Insulintherapie bei mangelnder Compliance, Pankreaskarzinom auf dem Boden der jahrzehntelangen Entzündung des Pankreas.
Anamnese, Klinik, Laborparameter, Pankreasfunktionsanalysen und unterschiedliche bildgebende Verfahren ermöglichen eine Charakterisierung des jeweiligen Krankheitszustands. Die Diagnosestellung per se führt nicht zwangsläufig zu einer medikamentösen Behandlung, da es keine kausale Therapie gibt. Voraussetzung zur differenzierten Einleitung einer medikamentösen und/oder interventionell endoskopischen und/oder chirurgischen Therapie ist die exakte Erfassung des Krankheitszustands. Dies beinhaltet unter anderem Beurteilung des Schweregrads der exokrinen und endokrinen Insuffizienz sowie der Komplikationen wie Pseudozystenbildung und Kenntnis der Gangmorphologie. Bei einem nicht heilbaren chronischen Krankheitsbild ist eine stadiengerechte Therapie erforderlich.

Symptomatische Therapie
Sie gliedert sich in mehrere Arme (Tab. 3):
- Behandlung der Alkoholkrankheit zur Vermeidung der Folgeprobleme, zur Verbesserung der Compliance und, allerdings fraglichen, Besserung der Entzündungsaktivität und Verzögerung der Progression, zur sozialen Reintegration
- Therapie des akuten Schubs
- Schmerztherapie, basierend auf dem jeweiligen Pathomechanismus der Schmerzen
- Therapie der exokrinen Insuffizienz mit Schweinepankreasextrakten
- Therapie der endokrinen Insuffizienz mit Insulin
- Anpassung der Ernährung an die exokrine und endokrine Restfunktion
- Therapie der Komplikationen, sei es interventionell endoskopisch oder chirurgisch.

Beim akuten Schub einer chronischen Pankreatitis bestehen, verglichen mit einer akuten Pankreatitis anderer Genese, keine Unterschiede in der Therapieplanung. Für die Behandlungsstrategie ist die Beurteilung des Schweregrads der Erkrankung grundlegend.
Beurteilung des Schweregrads: Klinik [17, 18], Computertomografie (CT) mit Kontrastmittelgabe [19, 20] und C-reaktives Protein (CRP) [21, 22] dienen zur Beurteilung des Schweregrads. Indikation und Häufigkeit des Einsatzes der CT sind vom klinischen Verlauf abhängig. Bei leichtem Verlauf ist eine CT nicht indiziert (CRP <100 mg/l, keine extrapankreatischen Komplikationen). Andere Prognoseparameter wie z.B. Alpha-1-Antitrypsin, Trypsinogen Activation Peptide (TAP), Alpha-2-Makroglobulin und PMN-Elastase haben bislang keine weite Verbreitung gefunden. Klinische Score-Systeme (Ranson, APACHE II, Glasgow) werden außerhalb von Zentren und Intensivstationen ebenfalls nur wenig verwendet. Die für Score-Systeme benutzten Befunde sollten für die klinische Beurteilung herangezogen werden, auch wenn kein formales klinisches Score-System benutzt wird (Organversagen, Entzündungszeichen, Schockzeichen usw.).
Die *konservative Basistherapie* des akuten Schubs einer chronischen Pankreatitis ist der Therapie der akuten Pankreatitis ähnlich und beinhaltet [18, 23–25]:

Tab. 3. Die Arme zur symptomatischen Therapie der chronischen Pankreatitis

Maßnahme	Ziel
Alkoholkarenz	soziale Reintegration Verbesserung der Compliance Verzögerung des Krankheitsverlaufs (?) Reduktion der Komplikationen (?)
Nikotinkarenz	Verzögerung der Arteriosklerose Besserung der Schmerzen (?)
Medikamentöse Schmerztherapie Oral, sublingual Intravenös Transdermal Peridural Intrathekal Plexus-coeliacus-Blockade	Schmerzfreiheit
Interventionelle Endoskopie	
Gallengangdrainage	Schmerzfreiheit Beseitigung einer Cholestase Verhinderung einer sekundär biliären Leberzirrhose Verhinderung einer Cholangitis Beseitigung des Pruritus
Pankreasgangdrainage	Schmerzfreiheit Verzögerung der chronisch destruktiven Entzündung (?)
Pseudozystendrainage Transkutan Endoskopisch transgastral, -duodenal	Schmerzfreiheit, Rupturverhinderung
Pankreasgangsteinentfernung ESWL + endoskopische Steinextraktion	Schmerzfreiheit Verzögerung der Entzündung (?)
Therapie der exokrinen Insuffizienz Schweinepankreatin (säuregeschützte Mikrotabletten, -pellets) Konventionelles Pankreatin bei fehlender Magensäure (Pilzlipase) (Gentechnologisch hergestellte mikrobielle säureresistente Lipase) Fettlösliche Vitamine Diät	Beseitigung/Besserung der Maldigestion
Therapie der endokrinen Insuffizienz Vorübergehend orale Antidiabetika Insulin	Therapie des pankreopriven Diabetes
Operation	Schmerztherapie Therapie von Komplikationen Karzinomverdacht Verzögerung des Krankheitsverlaufs (?)

- kurzfristige orale Nahrungskarenz
- Schmerztherapie
- parenterale Ernährung bei längerer Notwendigkeit einer oralen Nahrungskarenz oder (wahrscheinlich besser) frühzeitige enterale Ernährung über eine Jejunalsonde intensive Überwachung
- Behandlung von Komplikationen.

Proteaseninhibitoren haben keinen Stellenwert in der Therapie des akuten Schubs einer chronischen Pankreatitis [25].

Die Behandlung bei schwerem Verlauf mit Nekrosen und Organversagen erfolgt mit interdisziplinärer Beteiligung auf der Intensivstation (durch Internisten/Gastroenterologen und Abdominalchirurgen) primär konservativ.

Operationsindikationen sind die infizierte Nekrose und der Abszess, der durch eine interventionelle Therapie nicht erfolgreich behandelt werden konnte [18, 23, 25, 26]. Therapierefraktärer Verlauf mit progredientem Organversagen und lokale Komplikationen können seltene Operationsindikationen sein. Weitere Operationsindikationen sind therapierefraktäre Schmerzen und Karzinomverdacht.

Der Beginn des Kostaufbaus orientiert sich am Rückgang der Beschwerden. Der Kostaufbau wird bei rückläufiger Klinik stufenweise mit Zwieback und Tee begonnen, dann mit fettreduzierter Diät fortgeführt.

Die chirurgische sowie die interventionelle endoskopische Therapie werden an anderer Stelle detailliert besprochen [27–30]. In einer Konsensuskonferenz der Deutschen Gesellschaft für Verdauungs- und Stoffwechselkrankheiten [31] besteht nach überwiegender Meinung eine Indikation zur interventionellen endoskopischen Therapie in ausgewählten Fällen der chronischen Pankreatitis [32–38]. Diese Verfahren sollen deshalb nur kurz erwähnt werden.

Stenting von Pankreasgangstenosen

Indikation für ein vorübergehendes Pankreasgangstenting und/oder eine -dilatation kann eine symptomatische Obstruktion (Schmerz, Gangerweiterung proximal der Stenose mit/ohne Aszites bzw. Pleuraerguss) sein. Pankreasstents sollten bevorzugt bei isolierten, papillennahen Stenosen eingesetzt werden. Es fehlen kontrollierte Daten zur Beurteilung der Indikation der Stentplatzierung und des Einflusses auf den Verlauf der chronischen Pankreatitis [27, 32–34]. Zur Indikation und Häufigkeit des Pankreasgangprothesenwechsels liegen ebenfalls keine Daten vor. Ein Wechsel nach bestimmten Intervallen ist empfehlenswert (z.B. 3 Monate). Patienten mit langdauerndem, chronischem Schmerzverlauf sind eher Kandidaten für chirurgische Maßnahmen (laterale Gangdrainage, Resektion). Ein Therapiewechsel mit chirurgischer Option sollte spätestens nach 1 Jahr erfolgloser konservativer/interventioneller Therapie erwogen werden.

Pankreasgangsteine

Eine Indikation zur interventionellen Endoskopie bei Pankreasgangsteinen wird gesehen, wenn diese für eine Obstruktion verantwortlich erscheinen. Die Therapie besteht in einer Steinextraktion, die in der Regel mit einer extrakorporalen Stoßwellenlithotripsie (ESWL) kombiniert werden muss [35–38]. Die ESWL zusammen mit endoskopischer Drainage ist eine sichere Technik und insbesondere erfolgreich bei Patienten mit nur einem präpapillären Konkrement [39]. Der langfristige Einfluss auf Schmerzbesserung ist aber eher bescheiden. Zudem verhindert die Maßnahme nicht das Fortschreiten der exokrinen Insuffizienz [39]. Beim schmerzfreien Patienten sollte keine interventionelle Therapie erfolgen. Technische Therapieversager der Endoskopie sind Kandidaten für chirurgische Maßnahmen.

Pankreaspseudozysten
Die Symptomatik (z.B. Schmerzen, Kompression, Blutung, Infektion) entscheidet über die Indikation zur Behandlung (interventionelle oder chirurgische Therapie). Die Zystengröße allein ist nicht ausschlaggebend. Symptomatische Pankreaspseudozysten können perkutan drainiert werden. In der Regel ist eine innere Drainage (operative oder endoskopische Therapie) der perkutanen vorzuziehen. Vor endoskopischer Zystendrainage muss ein bildgebendes Verfahren (CT, Endosonografie) zur Klärung der Fragen Zystenabstand zum Hohlorgan und Gefäße in der Zystenwand erfolgen [31].

Stenting von Gallenwegstenosen
Die Prothesenimplantation bei Gallenwegstenosen infolge chronischer Pankreatitis ist sinnvoll. Vor allem Gallenwegstenosen mit Cholestase können vorübergehend mit Stents versorgt werden. Zum Zeitpunkt des Wechsels von Gallengangkunststoffprothesen besteht keine Einigkeit, kontrollierte Langzeitergebnisse hierzu liegen nicht vor [27, 40]. Standard in der Langzeitbehandlung sind chirurgische Eingriffe (Pankreaskopfresektion, in Ausnahmefällen biliodigestive Anastomose).

Chirurgische Therapie
Komplikationen (z.B. Gallengang-, Duodenalstenose, Versagen endoskopischer Therapie) können eine Indikation zur Operation darstellen [41–43]. Karzinomverdacht und gegebene Resektabilität indizieren eine Operation. Die Methode der Wahl ist eine Duodenum erhaltende Pankreaskopfresektion. Interventionelle endoskopische und chirurgische Therapie können sowohl alternative als auch konkurrierende Behandlungsverfahren bei Komplikationen der chronischen Pankreatitis sein. Kontrollierte Vergleichsstudien fehlen.

Schmerztherapie

Schmerzen bei akutem Schub der chronischen Pankreatitis
Vor Therapiebeginn müssen die Ursachen der Schmerzen geklärt werden um eine kausale Behandlung zu ermöglichen (Tab. 2).

Bei Schmerzen im akuten Schub werden die in Tabelle 4 angeführten Analgetika empfohlen. Zur Primärbehandlung der Schmerzen des akuten Schubs wird die Dauerinfusion von Procain empfohlen. Im Vergleich Procain versus Opiate sind letztere effektiver. So war die intravenöse Applikation von Buprenorphin der Procaintherapie bezüglich Schmerzlinderung in einer Vergleichsstudie überlegen [44].
Generell wird eine individuell angepasste Monotherapie angestrebt; bei nicht ausreichender Wirkung kann die Kombinationstherapie sinnvoll sein. Kombiniert werden können peripher mit zentral wirksamen Schmerzmitteln (z.B. Metamizol + Tramadol). Eine Kombination zweier stark wirksamer Opioide (z.B. Morphin mit partiell morphinantagonistischen Substanzen) eignet sich nicht. Die Gabe von Bupivacain (0,125–0,5%) über einen Periduralkatheter bietet sich als Alternative bei Therapieversagern an. Enzympräparate eignen sich nicht im akuten Schub zur Schmerztherapie.
Die perkutane Applikation des Opioids Fentanyl hat den potentiellen Vorteil, gleichbleibende Wirkspiegel zu erreichen. In einer Vergleichsstudie war Fentanyl oral appliziertem Morphin mit verzögerter Freisetzungsgalenik nicht überlegen. Ein hoher Prozentsatz der Patienten benötigte zusätzlich oral Morphin mit rascher Freisetzungsgalenik. Außerdem waren unter Fentanylpflaster Hautnebenwirkungen zu beobachten [45].

Chronische Schmerzen
Pankreasenzyme sind zur Therapie der Schmerzen wahrscheinlich wirkungslos [46, 47]. Es bestand die Vorstellung, dass Proteasen der Pankreatinpräparate die Pankreassekretion hemmen (negativer Feedback) und über eine Druckerniedrigung in den Gängen so die Schmerzen lindern. Empfehlungen zur Schmerztherapie sind in Tabelle 5 angeführt. Sie gehen auf die Deutsche Schmerzliga zurück. Ihre besondere Wirksamkeit bei chronischer Pankreatitis ist bisher nicht validiert [zur Schmerztherapie siehe bei 48–52].
Die regelmäßige Medikamentenapplikation sollte der Einnahme bei Bedarf vorgezogen werden. Bei der Wahl des Schmerzmittels bzw. der Kombination mehrerer Präparate ist zu berücksichtigen, dass die Therapie aller Voraussicht nach über mehrere Wochen durchgeführt werden muss. In einer Vergleichsstudie war Tramadol bei adäquater individueller Dosierung sogar Morphin überlegen. Morphin hatte darüber hinaus die bekannte Nebenwirkung einer deutlichen Verlängerung der orozökalen und Kolon-Transitzeit [53].
Cave: Medikamentenabhängigkeit! Potenzierung von Nebenwirkungen der Medikamente bei Alkoholabusus!
Ultima ratio: Zöliakusblockade mit Ethanol, Lokalanästhetika oder Steroiden. In einer allerdings kleinen Vergleichsstudie war die Endosonografie gesteuerte Plexusblockade der CT-Steuerung etwas überlegen [54].
Die Wirksamkeit einer Säureblockade oder von Enzympräparaten zur Schmerztherapie ist nicht gesichert (siehe oben).

Tab. 4. Analgetika für den akuten Schub der chronischen Pankreatitis

Handelsname	Generikum	Applikation	Höchstdosierung
Novalgin®	Metamizol	i.v. oder Infusion	4–6 × 1 g
Tramal®	Tramadol	i.v. oder Infusion	4 × 100 mg
Fortral®	Pentazocin	i.v.	0,5 mg/kg KG, 3--4 ×/h
Temgesic®	Buprenorphin	sublingual	3–4 × 0,2 mg
Temgesic®	Buprenorphin	i.v. od. Infusion	3–4 × 0,3 mg
Novocain®	Procain-HCl 0,5%ig	i.v.1–2g /24 h	

Tab. 5. Empfehlungen der Deutschen Schmerzliga zur Behandlung von Schmerzen bei chronischer Pankreatitis

Stufe	Maßnahme	Medikament	Anwendung
1	Allgemeinmaßnahmen: Ausschaltung der Noxe spezielle Therapie bei Alkoholkranken Diätempfehlungen (kleine Mahlzeiten)		
2a	peripher wirkendes Analgetikum	Paracetamol (ben-u-ron®) Metamizol (Novalgin®)	bis 500 mg alle 4–6 h 500–1000 mg alle 4–6 h
2b	peripher und schwach zentral wirkendes Analgetikum	Stufe 2a + Codeinphosphat Stufe 2a + Tramadol (Tramal®)	30–100 mg alle 4–6 h 20 mg alle 3–4 h
2c	peripher wirkendes Analgetikum + Psychopharmakon Stufe 2a + Neuroleptikum Stufe 2a + Antidepressivum	 Levopromazin (Neurocil®) Clomipramin (Anafranil®)	 10–20 mg alle 8 h 25 mg alle 8 h
3	stark wirksame Opioide, fakultativ ergänzt durch Stufe 2a	Buprenorphin (Temgesic®) Pentazocin (Fortral®)	bis 5,4 mg/Tag bis 360 mg/Tag
4	Operation bei Gefahr der Opiatabhängigkeit oder Versagen der medikamentösen Therapie		

Schmerzen bei Komplikationen und Begleiterkrankungen
Die Behandlung pankreatischer und extrapankreatischer Komplikationen (z.B. Pseudozysten, Kompression von Duodenum, Gallengang und Gefäßen, Pankreasgangstenosen bzw. -steinen) bzw. von Begleiterkrankungen erfolgt parallel zur medikamentösen Therapie.

Therapie der exokrinen Pankreasinsuffizienz

Indikation für den Einsatz von Pankreasenzymen
Das exokrine Pankreas hat eine sehr hohe «Reservekapazität». Zu einer Steatorrhöe kommt es erst bei einem Funktionsverlust von >90% [15]. Die Kohlenhydrat- und Proteinverdauung kann zum Teil von Enzymen des Speichels (Amylase), des Magens (Pepsin) und der Dünndarmmukosa (Peptidasen, Saccharidasen) übernommen werden. Die Fettverdauung ist jedoch weitgehend abhängig von der Lipase des Pankreas. Zwar synthetisieren auch die Fundusdrüsen des Magens eine Lipase. Diese allein kann aber nicht die Fettverdauung übernehmen. Zudem ist bei Patienten mit chronischer Pankreatitis die vagal stimulierte Sekretion dieser Magenlipase im Vergleich zu Gesunden erniedrigt [55]. Pankreasenzyme werden bei pankreatogener Steatorrhöe (in der Regel >7 g/Tag) und Gewichtsverlust eingesetzt. Ein Gewichtsverlust ohne den Nachweis einer Steatorrhöe stellt keine Indikation zur Enzymtherapie dar. Zum exakten Nachweis einer pankreatogenen Steatorrhöe ist die Stuhlfettbestimmung erforderlich. Eine Stuhlvisite sollte durchgeführt werden, eine visuelle Beurteilung einer erhöhten Stuhlfettausscheidung gelingt nur und auch nicht immer bei einer schweren Steatorrhöe [56]. Bei nachgewiesener chronischer Pankreatitis mit anhaltenden abdominalen Schmerzen/Beschwerden kann probatorisch über einen Zeitraum von bis zu 8 Wochen eine Pankreasenzymsubstitution versucht werden. Bei Nichterfolg sollte die Behandlung abgebrochen werden. Ein möglicher positiver Effekt könnte auf der Reduktion eines Maldigestion bedingten Meteorismus und weniger einer fraglichen Hemmung der Pankreassekretion beruhen.

Auswahl der Enzympräparate
Überwiegend werden Schweinepankreatin-Präparate eingesetzt. Hierzu liegen die meisten Studien vor und die Dosis-Wirkungs-Beziehung ist bekannt [57, 58]. Die klinische Wir-

kung von Pilzlipase-Präparaten ist belegt [59]; weitere Studien zu ihrer Wirkung sind jedoch erwünscht.

Galenik des Enzympräparats

Da die Lipase des Schweinepankreatins durch Proteasen und Säure zerstört wird, ist es notwendig bei erhaltener Magensäuresekretion das Pankreatin vor dem Einfluss der Magensäure zu schützen [60]. Für die Wirkung eines Enzympräparates ist ferner seine Partikelgröße (ungehinderte Magenentleerung) und die Geschwindigkeit der Enzymfreisetzung im Duodenum von Bedeutung [61, 62]. Als günstigste Partikelgröße gilt ein Durchmesser von ≤2 mm. Wir verglichen säuregeschützte Pankreatinpellets unterschiedlicher Größe, sämtlich aber <2 mm Durchmesser, bezüglich Verbesserung der Steatorrhöe. Die beiden Präparationen erwiesen sich als äquivalent [63]. Die Enzymfreisetzung sollte innerhalb von 30 min erfolgen.

Nach Magen- und Pankreasresektionen kann eine so genannte pankreatikozibale Dyssynchronie beobachtet werden: Der zu schnelle Übertritt des Chymus aus dem Restmagen in den Dünndarm oder die Pankreassekretion, die nicht mehr über die Papilla Vateri in das Duodenum, sondern über eine Pankretikojejunostomie erfolgt, verhindert die zeitgerechte Durchmischung des Chymus mit dem hormonell und nerval stimulierten Pankreassekret. Darüber hinaus ist die Pankreassekretion aufgrund der chronischen Entzündung und nach Pankreasresektionen insgesamt erniedrigt. Die Indikation zur Pankreatintherapie sollte daher unter diesen Kautelen großzügig gestellt werden. Die Wirksamkeit einer Pankreatinsupplementierung nach Pankreatikojejunostomie konnte in einer Placebo kontrollierten Studie belegt werden [64]. Eine differenzierte Enzymsubstitution ist bei Patienten nach totaler bzw. partieller Magenresektion erforderlich. Hier kann ein nicht säuregeschütztes Granulat gewählt werden.

Anforderungen an ein Pankreatinpräparat

Hier sind zu nennen: hohe Lipaseaktivität, Schutz der Lipase vor Zerstörung durch Magensäure, Durchmischung des Pankreatins mit dem Chymus und zeitgleiche Magenentleerung, rasche Freigabe des Pankreatins aus dem Säureschutz im Duodenum.

Kommt es nicht zu einer deutlichen Besserung der Steatorrhöe, kann zum Schutz der Lipase die zusätzliche Gabe von H_2- oder Protonenpumpenblockern erwogen werden. Der Wasserstoff-Kalium-ATPase-Inhibitor Omeprazol führt zu einer etwas verbesserten Fettdigestion zum Preis eine klinisch wahrscheinlich wenig relevanten reduzierten Proteinverdauung [65].

Kombination der Enzympräparate

Pankreasenzympräparate sollten keine Gallensäuren enthalten und nicht mit ihnen kombiniert werden, da Gallensäuren eine pankreatogene Diarrhöe verstärken. Eine Ausnahme stellt die Behandlung einer Mukoviszidose mit gestörter Cholerese dar. Kombination der Enzympräparate mit Säureblockern ist nur in therapierefraktären Fällen erforderlich, d.h. bei Patienten, bei denen eine Steigerung der Lipasedosis bis auf 100 000 U Lipase pro Hauptmahlzeit erfolglos blieb.

Notwendige Tagesdosis

Die Dosierung eines Pankreasenzympräparats ist individuell. Als Anfangsdosis sind 25 000–50 000 U Lipase pro Hauptmahlzeit sinnvoll. Die Dosierung bei Zwischenmahlzeiten richtet sich nach deren Umfang.

Nebenwirkungen der Pankreatintherapie

Berichte über das Auftreten von Kolonstenosen unter hochdosierter Therapie mit säuregeschützten Multiunit-Präparaten betrafen nur Patienten mit zystischer Fibrose, nicht jedoch mit chronischer Pankreatitis. Diese Fallberichte haben somit keine Auswirkung auf die Dosisentscheidung bei Patienten mit exokriner Pankreasinsuffizienz anderer Ursachen.

Zusatztherapien

Diät

Eine Pankreasdiät gibt es nicht. Alkoholabstinenz sowie die Einnahme kleiner, dafür häufiger Mahlzeiten sind sinnvoll. Eine Fettrestriktion sollte nicht erfolgen, wenn die exokrine Pankreasinsuffizienz durch Enzymgabe weitgehend kompensiert ist. Die Wirkung einer zusätzlichen Gabe einer Kost mit mittelkettigen Triglyceriden ist nicht gesichert [66].

Vitamine

Bei nachgewiesener schwerer exokriner Insuffizienz liegt nicht selten ein Mangel an fettlöslichen Vitaminen (A, D, E, K) vor [67]. Eine parenterale Substitution erscheint initial als sinnvoll.

Alkoholkarenz

Obwohl der Stellenwert der Alkoholkarenz bezüglich der Rezidivprophylaxe nicht belegt ist, wird die Karenz allgemein empfohlen, da sich die Prognose verbessert [68]. Wegen eines Alkoholgehalts bis zu 0,5% ist so genanntes alkoholfreies Bier bei Alkoholkrankheit nicht erlaubt.

Antioxidative Therapie

Freien Radikalen wird nicht nur eine Rolle in der Pathogenese der Pankreatitis, sondern auch in der Schmerzentstehung zugeschrieben. In einer unizentrischen offenen Studie wurden Patienten mit chronischer oder rezidivierender Pankreatitis mit einem antioxidativen Cocktail, bestehend aus L-Methionin, Betakarotin, Vitamin C, Vitamin E und organischem Selen, behandelt. Die Autoren berichten über eine Reduktion der Schmerzen und eine Senkung der Hospitalisationsfrequenz [69]. Der Xanthinoxidaseinhibitor Allopurinol hemmt die Bildung freier Radikale. In einer randomisierten doppelblinden Crossover-Studie wurde deshalb zur Schmerzlinderung Allopurinol eingesetzt, das aber keine Wirkung zeigte [70]. Medikamentöse Maßnahmen einer Therapie mit Antioxidanzien zur Rezidivprophylaxe bzw. Schmerztherapie sind nach der jetzigen Datenlage daher noch nicht angezeigt, solange keine positiven prospektiven Placebo kontrollierten Doppelblindstudien vorliegen.

Therapie der endokrinen Insuffizienz

Sie unterscheidet sich nicht grundsätzlich von der Therapie des Insulinmangeldiabetes (Typ-I-Diabetes). Bei fehlender Compliance und insbesondere fortgesetztem Alkoholkonsum sollte keine intensivierte Insulintherapie erfolgen, unter der die Gefahr einer schweren, auch letalen Hypoglykämie besteht. Ursachen sind mangelnde Compliance bei Alkoholkrankheit und nicht adäquate Kohlenhydratzufuhr wegen nahrungsabhängiger Schmerzen. In einigen Fällen lässt sich der Diabetes vorübergehend mit oralen Antidiabetika behandeln.

Literatur

1 Durbec JP, Sarles H: Multicenter survey of the etiology of pancreatic diseases. Relationship between the relative risk of developing chronic pancreaitis and alcohol, protein and lipid consumption. Digestion 1978;18:337–350.
2 Cohn JA, Friedman KJ, Noone PG, Knowles MR, Silverman LM, Jowell PS: Relation between mutations of the cystic fibrosis gene and idiopathic pancreatitis. N Engl J Med 1998;339:653–658.
3 Sharer N, Schwarz M, Malone G, Howarth A, Painter J, Super M, Braganza J: Mutations of the cystic fibrosis gene in patients with chronic pancreatitis. N Engl J Med 1998;339:645–652.
4 Simon P, Mayerle J, Weiss FU, Schnekenburger J, Domschke W, Lerch MM: Chronische Pankreatitis: Pathogenese, molekulare Pathophysiologie und genetische Veränderungen. Chir Gastroenterol 2001; 17:278–281.
5 Pfützer RH, Whitcomb DC: Trypsinogen mutations in chronic pancreatitis. Gastroenterology 1999;117: 1507–1508.
6 Teich N, Mössner J, Keim V: Mutations of the cationic trypsinogen in hereditary pancreatitis. Hum Mutat 1998;12:39–43.
7 Teich N, Mössner J, Keim V: Screening for mutations of the cationic trypsinogen gene: Are they of relevance in chronic alcoholic pancreatitis? Gut 1999;44:413–416.
8 Whitcomb DC, Gorry MC, Preston RA, Furey W, Sossenheimer MJ, Ulrich CD, et al: Hereditary pancreatitis is caused by a mutation in the cationic trypsinogen gene. Nat Genet 1996;14:141–145.
9 Witt H, Luck W, Hennies HC, Classen M, Kage A, Lass U, Landt O, Becker M: Mutations in the gene encoding the serine protease inhibitor, Kazal type 1 are associated with chronic pancreatitis. Nat Genet 2000;25:213–216.
10 Müller MW, Friess H, Büchler MW: Schmerzsyndrom bei chronischer Pankreatitis: Neue molekulare Erkenntnisse. Chir Gastroenterol 2001;17:282–287.
11 Kahl S, Leodolter A, Glasbrenner B, Schulz H-U, Malfertheiner P: Chronische Pankreatitis: Bildgebeung und Funktionstests. Chir Gastroenterol 2001;17:288–293.
12 Etemad B, Whitcomb DC: Chronic pancreatitis: Diagnosis, classification, and new genetic developments. Gastroenterology 2001;120:682–707.
13 Lowenfels AB, Maisonneuve P, Cavallini G, Ammann RW, Lankisch PG, Andersen JR, DiMagno EP, Andren-Sandberg A, Domellof L: Pancreatitis and the risk of pancreatic cancer. International Pancreatitis Study Group. N Engl J Med 1993;328: 1433–1437.
14 Lowenfels AB, Maisonneuve P, Whitcomb DC: Risk factors for cancer in hereditary pancreatitis. International Hereditary Pancreatitis Study Group. Med Clin North Am 2000;84:565–573.
15 DiMagno EP, Go VL, Summerskill WH: Relations between pancreatic enzyme ouputs and malabsorption in severe pancreatic insufficiency. N Engl J Med 1973;288:813–815.
16 Lowenfels AB, Maisonneuve P, Cavallini G, Ammann RW, Lankisch PG, Andersen JR, DiMagno EP, Andren-Sandberg A, Domellf L, Di Francesco V, Pederzoli P, Löhr-Happe A, Krag F, Boyle P, Pitchumoni CS, Wynn PS, Melton LJ: Prognosis of chronic pancreatitis. An international multicenter study. Am J Gastroenterol 1994;89:1467–1471.
17 Ranson JHC, Rifkind RM, Roses DF: Prognostic signs and the role of operative management in acute pancreatitis. Surg Gynecol Obstet 1975;139: 69–80.
18 Imrie CW: Acute pancreatitis. Current opinion in gastroenterology 1994;10:496–501.
19 Balthazar EJ, Robinson DL, Megibow AJM, Ranson JHC: Acute pancreatitis: Value of CT in establishing prognosis. Radiology 1990;174:331–336.
20 Block S, Maier W, Bittner R, Büchler M, Malfertheiner H, Beger HG: Identification of pancreas necrosis in severe acute pancreatitis: Imaging procedures verus clinical staging. Gut 1986;27:1035–1042.
21 Büchler MW, Malfertheiner H, Schötensack C, Uhl W, Beger HG: Sensitivity of antiproteases, complement factors and C-reactive protein in detecting pancreatic necrosis: Results of a prospective clinical study. Int J Pancreatol 1986;1:227–235.
22 Paajanen H, Laato M, Jaakola M, Pulkki K, Niinikoski N, Nordback I: Serum tumour necrosis factor compared with C-reactive protein in early assessment of severitiy of acute pancreatitis. Br J Surg 1995;82:271–273.
23 Grendell JH: Acute pancreatitis. Current opinion in gastroenterology 1995;11:407–413.
24 Adler G, Schönberg MH: Acute pancreatitis. Current opinion in gastroenterology. 1996;12:429–435.
25 Niederau C, Schulz HU: Treatment of acute pancreatitis. Hepatogastroenterology 1993;6:538–549.
26 Uhl W, Büchler MW: The role of surgery in pancreatic sepsis. Dig Surg 1996;3:374–380.
27 Jakobs R, Riemann JF: Endoskopische Therapieansätze bei chronischer Pankreatitis. Chir Gastroenterol 2001;17:304–310.
28 Saeger HD, Dobrowolski F, Kersting S, Ockert D: Klassische Resektionsverfahren bei chronischer Pankreatitis. Chir Gastroenterol 2001; 17:319–323.
29 Tempia-Caliera AA, Fischer H, Hennig R, Friess H, Büchler MW: Organ erhaltende Operationsverfahren bei chronischer Pankreatitis – die Duodenum erhaltende Pankreaskopfresektion. Chir Gastroenterol 2001;17:329–334.
30 Knoefel WT, Strate T, Izbicki JR: Modifikationen der Duodenum erhaltenden Pankreaskopfresektion als chirurgische Option bei chronischer Pankreatitis. Chir Gastroenterol 2001;17:324–328.
31 Mössner J, Keim V, Niederau C, Büchler M, Singer MV, Lankisch P, Göke B: Leitlinien zur Therapie der chronischen Pankreatitis. Z Gastroenterol 1998;36:359–367.
32 Binmoeller KF, Jue P, Seifert H, Nam WC, Izbicki J, Soehendra N: Endoscopic pancreatic stent drainage in chronic pancreatitis and a dominant stricture: Long term results. Endoscopy 1995;27:638–644.
33 Smits ME, Badiga SM, Rauws EA, Tytgat GN, Huibregtse K: Long term results of pancreatic stents in chronic pancreatitis. Gastrointest Endosc 1995;42: 461–467.
34 Cremer M, Deviere J, Delhaye M, Baize M, Vandermeeren A: Stenting in severe chronic pancreatitis: Results of medium-term follow-up in seventy-six patients. Endoscopy 1991;23:171–176.
35 Sauerbruch T, Holl J, Sackmann M, Paumgartner G: Extracorporeal lithotripsy of pancreatic stones in patients with chronic pancreatitis and pain: A prospective follow up study. Gut 1992;33:969–972.
36 Delhaye M, Vandermeeren A, Baize M, Cremer M: Extracorporeal shock wave lithotripsy of pancreatic calculi. Gastroenterology 1992;102:610–620.
37 Schneider HT, May A, Benninger J, Rabenstein T, Hahn EG, Katalinic A, Ell C: Piezoelectric shock wave lithotripsy of pancreatic duct stones. Am J Gastroenterol 1994;89:2042–2048.
38 Ohara H, Hoshino M, Hayakawa T, Kamiya Y, Miyaji M, Takeuchi T, Okayama Y, Gotoh K: Single application extracorporeal shock wave lithotripsy is the first choice for patients with pancreatic duct stones. Am J Gastroenterol 1996;91:1388–1394.
39 Adamek HE, Jakobs R, Buttmann A, Adamek MU, Schneider AR, Riemann JF: Long term follow up of patients with chronic pancreatitis and pancreatic stones treated with extracorporeal shock wave lithotripsy. Gut 1999;45:402–405.
40 Deviere J, Cremer M, Baize M, Love J, Sugai B, Vandermeeren A: Management of common bile duct stricture caused by chronic pancreatitis with metal mesh self expandable stents. Gut 1994;35: 122–126.

41 Beger HG, Büchler MW, Bittner RR, Oettinger W, Roscher R: Duodenum-preserving resection of the head of the pancreas in severe chronic pancreatitis. Ann Surg 1989;209:273–278.

42 Büchler MW, Friess H, Müller MW, Wheatley AM, Beger HG: Randomized trial of duodenum-preserving pancreatic head resection versus pylorus-preserving Whipple in chronic pancreatitis. Am J Surg 1995;169:65–70.

43 Blöchle C, Izbicki JR, Knoefel WT, Kuechler T, Broelsch CE: Quality of life in chronic pancreatitis – results after duodenum-preserving resection of the head of the pancreas. Pancreas 1995;11:77–85.

44 Jakobs R, Adamek MU, von Bubnoff AC, Riemann JF: Buprenorphine or procaine for pain relief in acute pancreatitis. A prospective randomized study. Scand J Gastroenterol 2000;35:1319–1323

45 Niemann T, Madsen LG, Larsen S, Thorsgaard N: Opioid treatment of painful chronic pancreatitis. Int J Pancreatol 2000;27:235–240.

46 Mössner J, Secknus R, Meyer J, Niederau C, Adler G: Treatment of pain with pancreatic extracts in chronic pancreatitis (c.p.): Results of a prospective placebo controlled multicenter trial. Digestion 1992;53:54-66.

47 Mössner J: Palliation of pain in chronic pancreatitis: Use of enzymes. Surg Clin North Am 1999;79: 861–872.

48 American Pain Society Quality of Care Comittee: Quality improvement guidelines for the treatment of acute pain and cancer pain. Consensus Statement. JAMA 1995;274:1874–1880.

49 Ihse I, Andersson R, Axelson J: Pancreatic pain: Is there a medical alternative to surgery? Digestion 1993;54(suppl 2):30–34

50 Malfertheiner P, Domingez-Munioz JE, Büchler MW: Chronic pancreatitis: Management of pain. Digestion 1994;55(suppl 1):29–34.

51 Vercauteren MP, Coppejans H, Adriaensen HA: Pancreatitis pain treatment: An overview. Acta Anaesthesiol Bel 1994;45:99–105.

52 World Health Organization. Cancer pain relief and palliative care: Report of a WHO expert comittee. Geneva Switzerland, World Health Organization, 1990, Technical Report Series 804.

53 Wilder-Smith CH, Hill L, Osler W, O'Keefe S: Effect of tramadol and morphine on pain and gastrointestinal motor function in patients with chronic pancreatitis. Dig Dis Sci 1999;44:1107–1116.

54 Gress F, Schmitt C, Sherman S, Ikenberry S, Lehman G: A prospective randomized comparison of endoscopic ultrasound- and computed tomography-guided celiac plexus block for managing chronic pancreatitis pain. Am J Gastroenterol 1999;94: 900–905.

55 Wojdemann M, Sternby B, Larsen S, Olsen O: Cephalic phase of lipolysis is impaired in pancreatic insufficiency: Role of gastric lipase. Scand J Gastroenterol 2000;35:204–211.

56 Lankisch PG, Dröge M, Hofses S, König H, Lembcke B: Steatorrhoea: You cannot trust your eyes when it comes to diagnosis. Lancet 1996;347: 1620–1621.

57 Layer P, Holtmann G: Pancreatic enzymes in chronic pancreatitis. Int J Pancreatol 1994;15:1–11.

58 Löser C, Fölsch UR: Differentialtherapie der exokrinen Pankreasinsuffizienz – aktuelle Aspekte und zukünftige Perspektiven der Substitutionstherapie mit Pankreasenzymen. Z Gastroenterol 1995;33: 715–722.

59 Schneider MU, Knoll-Ruzicka ML, Domschke S, Heptner G, Domschke W: Pancreatic enzyme replacement therapy: Comparative effetcts of conventional and enteric coated microspheric pancreatin and acid-stable fungal enzyme preparations on steatorrhoea in chronic pancreatitis. Hepatogastroenterology 1985;32:97–102.

60 Lankisch PG, Lembcke B, Göke B, Creutzfeldt W: Therapy of pancreatogenic steatorrhoea: Does acid protection of pancreatic enzymes offer any advantage? Z Gastroenterol 1986;24:753–757.

61 Meyer JH, Elashoff J, Porter-Fink V, Dressman J, Amidon GL: Human postprandial gastric emptying of 1–3-millimeter spheres. Gastroenterology 1988; 94:1315–1325.

62 Kühnelt P, Mundlos S, Adler G: Einfluß der Pelletgröße eines Pankreasenzympräparates auf die duodenale lipolytische Aktivität. Z Gastroenterol 1991; 29:417–421.

63 Halm U, Löser C, Lohr M, Katschinski M, Mössner J: A double-blind, randomized, multicentre, crossover study to prove equivalence of pancreatin minimicrospheres versus microspheres in exocrine pancreatic insufficiency. Aliment Pharmacol Ther 1999;13:951–957.

64 van Hoozen CM, Peeke PG, Taubeneck M, Frey CF, Halsted CH: Efficacy of enzyme supplementation after surgery for chronic pancreatitis. Pancreas 1997;14:174–180.

65 Delhaye M, Meuris S, Gohimont AC, Buedts K, Cremer M: Comparative evaluation of a high lipase pancreatic enzyme preparation and a standard pancreatic supplement for treating exocrine pancreatic insufficiency in chronic pancreatitis. Eur J Gastroenterol Hepatol 1996;8:699–703.

66 Caliari S, Benini L, Sembenini C, Gregori B, Carnielli V, Vantini I: Medium-chain triglyceride absorption in patients with pancreatic insufficiency. Scand J Gastroenterol 1996;31:90–94.

67 Dutta SK, Bustin MP, Russell RM,Costa BS: Deficiency of fat-soluble vitamins in treated patients with pancreatic insufficiency. Ann Intern Med 1982;97:549–552.

68 Strum WB: Abstinence in alcoholic chronic pancreatitis. Effect on pain and outcome. J Clin Gastroenterol 1995;20:37–41.

69 de las Heras Castano G, Garcia de la Paz A, Fernandez MD, Fernandez Forcelledo JL: Use of antioxidants to treat pain in chronic pancreatitis. Rev Esp Enferm Dig 2000;92:375–385.

70 Banks PA, Hughes M, Ferrante M, Noordhoek EC, Ramagopal V, Slivka A: Does allopurinol reduce pain of chronic pancreatitis? Int J Pancreatol 1997; 22:171–176.

Chirurgische Gastroenterologie Interdisziplinär

Hauptthema · Main Topic

Chir Gastroenterol 2001;17:304–310

Endoskopische Therapieansätze bei chronischer Pankreatitis

R. Jakobs J.F. Riemann

Medizinische Klinik C, Klinikum der Stadt Ludwigshafen gGmbH

Schlüsselwörter
Chronische Pankreatitis · Pankreatikolithiasis · Endoskopische Intervention · Lithotripsie

Zusammenfassung
Das therapeutische Spektrum bei der symptomatischen chronischen Pankreatitis konnte in den letzten Jahren durch eine Reihe endoskopisch-interventioneller Therapieansätze erweitert werden. Bei Pseudozysten haben sich transmurale wie transpapilläre Drainagen etabliert und als effektiv erwiesen. Zur Behandlung von Verschlussikterus und akuter Cholangitis ist die Implantation biliärer Endoprothesen kurzfristig hilfreich; im Langzeitverlauf findet sich aber eine hohe Rate an okklusionsbedingten Symptomen. Kontrovers diskutiert wird die endoskopische Intervention bei Pankreasgangstenosen und Pankreatikolithiasis. Einige nichtkontrollierte Studien zeigen, dass bei ausgewählten Patienten zumindest mittelfristig mehr als die Hälfte von einer Prothesentherapie des Pankreasgangs oder einer Steinfragmentation mittels extrakorporaler Stoßwellenlithotripsie profitieren können.

Key Words
Chronic pancreatitis · Pancreatic duct stones · Duct stricture · Therapeutic endoscopy · Lithotripsy

Summary
Endoscopic Therapy Modalities in Patients with Chronic Pancreatitis
Several endoscopic interventional techniques have been introduced in the treatment of symptomatic chronic pancreatitis during the past years. Transpapillary and transmural drainage have been established as effective treatment options for pancreatic pseudocysts. Biliary endoprostheses are helpful to alleviate acute cholangitis and obstructive jaundice at once. During long-term biliary stenting several problems occur due to stent clogging. The treatment of pancreatic duct stones and pancreatic duct strictures is still a matter of debate. Several nonrandomized prospective and retrospective studies demonstrated, at least medium-term, a benefit of pancreatic duct stenting and extracorporeal shock wave lithotripsy.

Das klinische Erscheinungsbild der chronischen Pankreatitis ist sehr variabel und reicht von asymptomatischen Zufallsbefunden über rezidivierende akute Pankreatitisschübe bis zu chronischen Schmerzsyndromen. Auch die in der Bildgebung nachweisbaren Veränderungen sind äußerst unterschiedlich und reichen von diskreten Parenchymfibrosierungen bis zu schwersten Organverkalkungen, Pankreasgangveränderungen mit Stenosen, Pseudozysten und Pankreasgangsteinen [1, 2]. Dementsprechend sind die therapeutischen Ansätze bei der chronischen Pankreatitis sehr unterschiedlich und erfordern eine individuelle Selektion der Behandlungsstrategie.
Da die chronische Pankreatitis durch die üblichen therapeutischen Maßnahmen nicht komplett reversibel im Sinne einer Organrestitution ist, stehen im Mittelpunkt der Behandlung formal palliative Therapieansätze [3]. Das gemeinsame Ziel der therapeutischen Interventionen ist die Schmerzlinderung, Verhinderung oder Verminderung von akuten Schüben der Pankreatitis, Kupierung der exokrinen und endokrinen Pan-

KARGER

Fax +49 761 4 52 07 14
E-mail Information@Karger.de
www.karger.com

Accessible online at:
www.karger.com/journals/cga

Dr. R. Jakobs
Medizinische Klinik C
Klinikum der Stadt Ludwigshafen gGmbH
Bremserstraße 79, D-67063 Ludwigshafen (Deutschland)
Tel. +49 621 503 41-00, Fax -14
E-mail MedCLu@t-online.de

Tab. 1. Ergebnisse der endoskopischen Intervention bei Pankreasgangstenosen

Autor	Jahr	Patientenzahl	Beobachtungszeitraum, Monate	Klinische Besserung, %	Komplikationen %
Binmoeller et al. [23]	1995	93	36	74	6
Boerma et al. [29]	2000	16	51	69*	6
Cremer et al. [28]	1991	75	37	94	19
Fuji et al. [18]	1989	21	–	82	0
Jakobs et al. [30]	1999	27	44	56	13
Smits et al. [26]	1995	49	34	82	26

*Zumindest temporäre Besserung.

kreasinsuffizienz, wünschenswerterweise eine Verhinderung der Progression von Organveränderungen und die Behandlung lokaler Komplikationen [3].

Über viele Jahrzehnte waren konservative Maßnahmen [4, 5] (z.B. Diät, Alkoholkarenz, Enzymsubstitution und analgetische Therapie) oder chirurgische Eingriffe (in Form von Resektionen oder Drainageoperationen [6]) der Standard in der Therapie der chronischen Pankreatitis. Mit der Entwicklung und der erfolgreichen Etablierung endoskopisch-retrograder Techniken am biliären System sind seit den 80er Jahren des vergangenen Jahrhunderts auch endoskopische Interventionen am Pankreasgangsystem in den Mittelpunkt des Interesses gerückt [7–10].

Viele dieser Therapieansätze haben unter streng wissenschaftlich Aspekten geringe Evidenzgrade, weil nach wie vor prospektiv randomisierte Studien fehlen [3, 11]. Doch sind in den letzten Jahren eine Vielzahl mono- und multizentrischer Studien zu den verschiedenen endoskopisch-interventionellen Therapieansätzen publiziert worden, die die Effektivität der Maßnahmen – unter den genannten Einschränkungen – dokumentieren.

Im Folgenden werden die möglichen endoskopisch-interventionellen Therapieansätze im Rahmen der Behandlung der chronischen Pankreatitis erläutert.

Pankreasgangstenose

Hintergrund bei einer Vielzahl der endoskopischen Eingriffe am Pankreasgang sind die Theorien zur Schmerzgenese bei Patienten mit chronischer Pankreatitis. Neue Untersuchungen zeigen, dass bei einigen Patienten die Infiltration des Gewebes mit neurotoxischen T-Zellen und verschiedene Neurotransmitter eine Rolle spielen [12, 13]. Zumindest bei einer Subgruppe von Patienten scheint eine Druckerhöhung im Pankreasgang pathogenetisch beteiligt zu sein [12], die sekundär zu einer Perfusionsminderung des Pankreasgangparenchyms im Sinne eines «Kompartment-Syndroms» führen kann. Eine Beseitigung von Abflusshindernissen wie Pankreasgangstenosen und -gangsteinen führt demnach zu einer Reduktion des Pankreasgangdrucks und damit zu einer verbesserten Perfusion. Dieses Modell, dass prinzipiell im Tiermodell [14] wie auch intraoperativ an Menschen [15, 16] nachvollzogen werden konnte, stellt die theoretische Grundlage für viele interventionelle Maßnahmen dar.

Als Voraussetzung für die endoskopische Intervention bei Pankreasgangstenosen ist die endoskopische Papillotomie des Pankreasgangs (PG-EST) akzeptiert [17]. Üblicherweise werden dabei Papillotome über Führungsdraht eingesetzt.

Nach den ersten Erfahrungen durch Fuji et al. [18] finden sich in den letzten Jahren weltweit Publikationen, die die Effektivität und das vertretbar geringe Risiko des Verfahrens belegen [19, 20]. Unsere eigenen Auswertungen ergaben an 156 konsekutiven Patienten eine technische Erfolgsrate (definiert als ausreichende, selektive Eröffnung) von über 98% [21].

Während die *Pankreasgangsphinkterotomie* bei Patienten mit weitgehend normalem Gangsystem (z.B. bei Pancreas divisum, pankreatischer Sphincter-Oddi-Dysfunktion) mit einer erhöhten Rate akuter Pankreatitiden vergesellschaftet ist, scheint dieses Risiko bei Patienten mit chronischer Pankreatitis deutlich geringer zu sein [19, 21]. Die Gesamtkomplikationsrate der Papillotomie liegt bei diesem speziellen Kollektiv unter 10%, und insbesondere schwere und letale therapieassoziierte Probleme sind selten [19–21]. Die vereinzelt empfohlene vorübergehende Pankreasgangdrainage nach Papillotomie [22] zur Verhinderung eines Pankreatitisschubs erscheint bei Patienten mit chronischer Pankreatitis als entbehrlich.

In der Mehrzahl der Fälle folgen auf die PG-EST andere endoskopische Interventionen wie Steinextraktion oder Dilatation. In einzelnen Fällen mit einer Pankreasgangstenose im Papillenniveau oder einer Dysfunktion des pankreatischen Sphinkteranteils ist die PG-EST bereits die zentrale Maßnahme zur Beseitigung einer Gangobstruktion. In einer aktuellen Untersuchung [20] an 55 Patienten mit Bauchschmerzen und Pankreasgangsphinkterotomie profitierten die Patienten mit chronischer Pankreatitis (n = 40) in etwa 60% der Fälle davon (Reduktion der Schmerz-Scores um über 50%), ohne dass weitere Interventionen erfolgten.

Zur Behandlung von *Pankreasgangstenosen* wird derzeit von einigen endoskopischen Zentren eine *Dilatationstherapie mit Pankreasgangprothesen* aus Kunststoff, seltener eine Ballon-

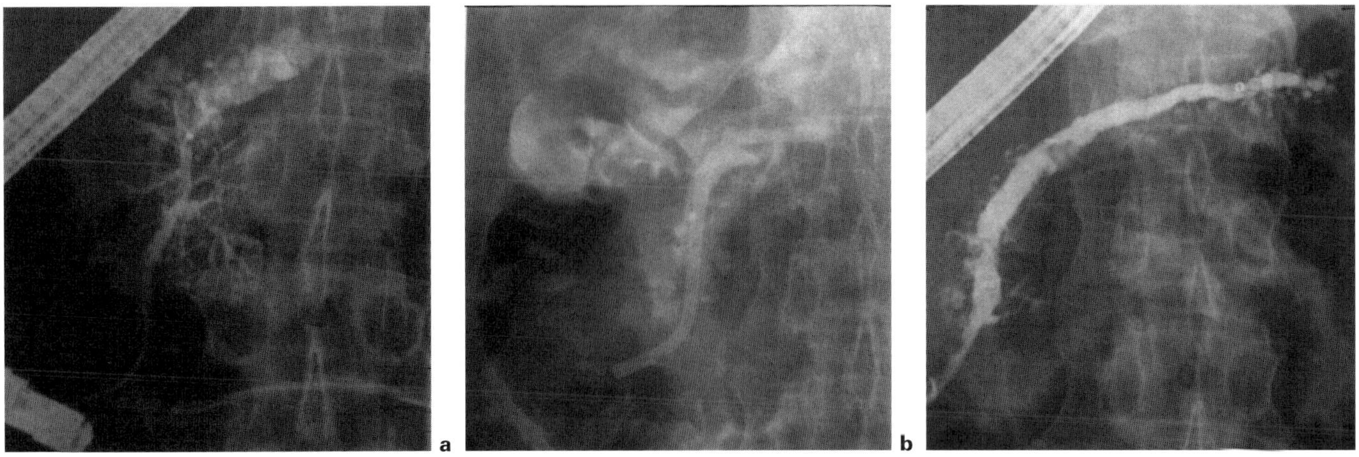

Abb. 1. Endoskopisch-retrograde Pankreatikographie eines 57-jährigen Patients mit rezidierenden symptomatischen Schüben einer äthyltoxischen Pankreatitis. **a** Bei der Initial-ERCP hochgradige Pankreasgangstenose mit Gangabbruch und Kontrastmittelaussparung im Kopf-Korpus-Übergang. Nach Pankreasgangsphinkterotomie Darstellung des prästenotisch dilatierten Pankreasgangs. **b** Nach Steinextraktion und Bougierung Implantation einer 10-French-Plastikendoprothese Typ Ludwigshafen. **c** Verlaufskontrolle nach Stententfernung: initial massiv dilatierte prästenotische Gangantei-le fast normalisiert und weitgehend steinfrei. Patient komplett beschwerdefrei.

dilatation durchgeführt [23, 24]. Trotz kritischer Kommentare aus einzelnen chirurgischen Zentren zur Pankreasgangprothesentherapie [25], die überwiegend auf der Erfahrung mit Therapieversagern beruhen, finden sich mittlerweile eine Vielzahl prospektiver wie retrospektiver Daten, die die Effektivität der Maßnahme bei ausgewählten Patienten belegen [23–29] (Tab. 1). Besonders geeignet scheinen Patienten mit kurzstreckigen Pankreasgangstenosen im Kopfbereich und prästenotisch dilatiertem Ductus Wirsungianus zu sein.

In einer retrospektiven Untersuchung von 655 Patienten aus 8 Zentren, bei der Patienten mit einer endoskopischen Therapie wegen Pankreasgangstenosen und/oder -steinen analysiert wurden, profitierten innerhalb eines Zeitraums von 50 (12–132) Monaten 52% der behandelten Patienten von Pankreasgangstenting, extrakorporaler Stoßwellenlithotripsie (ESWL) und Steinextraktion (Intention-to-treat-Analyse) [31].

Auch nach unserer eigenen Erfahrung an mehr als 70 Patienten, die mit Pankreasgangprothesen versorgt wurden, liegen die klinische Erfolgsraten der endoprothetischen Dilatationstherapie am Pankreasgang initial bei etwa 66%. In einer kleineren Gruppe von 27 Patienten, die etwa 4 Jahre nachbeobachtet wurden, blieb dieser Effekt bei 56% der behandelten Patienten über diesen Zeitraum stabil [30].

Prädiktive Faktoren für einen klinischen Erfolg der Maßnahme scheinen eine Reduktion des prästenotischen Pankreasgangdurchmessers und bei Patienten mit Dauerbeschwerden die sofortige Symptomfreiheit nach Protheseneinlage zu sein [8, 28].

Nachteil der Pankreasgangprothesen ist die im Verlauf nahezu obligate Okklusion [32] durch das Pankreassekret, die im einfachsten Fall zu Rezidivbeschwerden führen, aber auch die Grundlage zu einer Pankreasganginfektion mit Abszessbildung sein kann. Daher wird üblicherweise ein programmierter Prothesenwechsel mit festen Wechselintervallen von etwa 2–3 Monaten bevorzugt, um der drohenden Stent-Okklusion zuvorzukommen [17, 27] (Abb. 1).

Einzelne Autoren berichteten in der Vergangenheit über – wahrscheinlich druckbedingte – Fibrosierungen des Parenchyms bis hin zu Pankreasgangstenosen, die im Verlauf einer prothetischen Versorgung des Pankreasgangs auftraten [33, 34]. Die klinische Bedeutung dieser Veränderungen, die sich überwiegend bei Patienten mit weitgehend unauffälligem Gangbild (z.B. Pancreas divisum) zeigten und teilweise spontan reversibel waren, sind bei den Patienten mit chronischer Pankreatitis unklar [8, 33].

Wegen der möglichen Komplikationen, die die Prothesendilatationstherapie von Pankreasgangstenosen beinhaltet, sind eine strenge Indikationsstellung sowie die engmaschige Kontrolle und gute Compliance des Patienten während der Prothesentherapie erforderlich. Die zumindest mittelfristig guten klinischen Resultate [29] des in geübter Hand relativ sicheren Verfahrens rechtfertigen die Versorgung mit Prothesen als primäre organerhaltende Therapie nach Versagen konservativ-medikamentöser Maßnahmen.

Alternativen in der endoskopischen Therapie der Pankreasgangstenosen stellen die *Bougierung* oder *Dilatation* dar, wobei zu diesen Verfahren nur wenige Daten mit kurzen Verläufen und unterschiedlichen Geräten vorliegen (z.B. Ringkoagulator) [35]. Ein innovatives Verfahren ist die Verwendung eines *«Stent-Retriever-Systems»*, das mittels eines Führungsdrahts über die Stenose bewegt und quasi durch die stenosierten Areale «geschraubt» wird. Die ersten ermutigenden Ergebnisse werden durch neue Miteilungen relativiert [36]. Es bleibt abzuwarten, ob diese Methode das therapeutische Spektrum erweitert.

Tab. 2. Resultate der interventionellen Therapie bei Pankreatikolithiasis (bei allen Patienten erfolgte im Verlauf eine Pankreasgangsphinkterotomie)

Autor	Jahr	Patientenzahl	Methode	Fragmentationsrate		Steinfreiheit		Klinischer Erfolg		Mortalität, n
				n	%	n	%	n	%	
Adamek et al. [40]	1999	80	ESWL	–		43	54	61	76	0
Delhaye et al. [41]	1992	123	ESWL	122	99	72	58	85	69	0
Brand et al. [43]	2000	48	ESWL	–		21	44	22*	58	0
Sauerbruch et al. [42]	1992	24	ESWL	17	71	10	42	12	50	0
Sherman et al. [38]	1991	32	nur Extraktion	–		23	72	22	68	0

*38 Patienten nachbeobachtet.

Pankreasgangsteine

Bei fortgeschrittenen morphologischen Veränderungen am Pankreas finden sich auch häufig intraduktale Steine. Es ist nach wie vor nicht zweifelsfrei geklärt, ob es sich nur um ein Epiphänomen handelt oder ob diese Steine den Verlauf der Pankreatitis aggravieren, akute Schübe durch eine Behinderung des Sekretabflusses und narbige Stenosen hervorrufen [3, 30].

Die Rationale für eine Therapie dieser Pankreatikolithiasis ist die Beseitigung eines Abflusshindernisses im Ductus Wirsungianus mit konsekutiver Drucksenkung. Berichte, die anzeigen, dass eine chirurgische oder endoskopische Entfernung dieser Steine eine Verbesserung der Krankheitssymptome bewirken, unterstützen diese theoretischen Hintergrund.

Vor Steinentfernung ist eine endoskopische Sphinkterotomie des Pankreasgangs (siehe oben) erforderlich, um einen ausreichenden Zugang für die Extraktion zu schaffen. Die Ballondilatation des Pankreasgangsphinkters ist möglicherweise eine Alternative [37], aber wenig verbreitet.

Am besten geeignet für eine Steinextraktion sind Patienten mit einem bis maximal drei Steinen unter 10 mm Durchmesser in den papillennahen Ganganteilen [38]. Unter diesen optimalen Voraussetzungen gelingt die Steinextraktion in etwa 70% der Fälle und führt bei etwa zwei Drittel der Patienten zur weitgehenden Beschwerdefreiheit [38].

Oft liegen aber begleitende Gangstrikturen oder Steine mit zu großem Durchmesser vor, die eine primäre Steinextraktion verhindern und weitere Interventionen erfordern. Während Stenosen durch eine Dilatationstherapie oder Bougierung behandelt werden können, ist zur Behandlung großer, impaktierter oder oberhalb von Stenosen gelegenen Pankreasgangsteinen eine Lithotripsie erforderlich.

Das am weitesten verbreitete Verfahren zur Steinfragmentation ist die *ESWL*, die das therapeutische Spektrum der endoskopisch-interventionellen Therapie am Pankreas deutlich erweitert hat. Mehrere Studien zur ESWL bei Pankreasgangsteinen ergaben eine Fragmentationsrate von bis zu 98% bei komplizierter Pankreatikolithiasis und eine komplette Steinfreiheit bei 35–76% der Patienten [39–43].

Ein klinisch positiver Effekt der Pankreasgangsteintherapie mittels ESWL und endoskopischer Steinextraktion wurde trotz der oft komplexen Veränderungen am Pankreasgangsystem bei 50–86% der Patienten über ein Intervall bis zu 48 Monaten belegt (Tab. 2).

In unserem eigenen Patientengut von mittlerweile mehr als 300 endoskopisch-interventionell behandelten Patienten mit chronischer Pankreatitis wurde eine Subgruppe von 80 Patienten nachbeobachtet, die wegen primär nicht extrahierbarer Pankreasgangsteine mittels piezoelektrischer ESWL unter sonografischer Ortung behandelt wurden [40]. Letztlich gelang bei 43 Patienten (54%) eine erfolgreiche Lithotripsie und Steinextraktion. Wie in anderen Studien, war das Vorliegen eines solitären Steins der einzige prognostisch günstige Faktor für das Erreichen der Steinfreiheit.

Insgesamt waren nach einer mittleren Nachbeobachtungszeit von 40 (24–92) Monaten 61 Patienten (76%) weitgehend beschwerdefrei. Allerdings zeigte die Subgruppenanalyse, dass zwischen den Patienten mit und ohne erfolgreiche Steintherapie kein signifikanter Unterschied bezüglich der klinischen Besserung bestand (34 vs. 27; $p = 0,75$). Die guten klinischen Resultate – auch ohne komplette Steinfreiheit – sind am ehesten durch die begleitenden interventionellen Maßnahmen wie vorausgehende Sphinkterotomie des Pankreasgangs oder Bougierung von Stenosen vor Extraktionsversuchen zu erklären.

Alternative Lithotrispieverfahren sind intraduktale Techniken wie die pankreatikoskopisch gesteuerte elektrohydraulische Lithotripsie [44] oder die Laserlithotripsie [45]. Hauptnachteil der intradukatalen Verfahren ist die schwierige oder manchmal technisch nicht mögliche Erreichbarkeit der Steine, z.B. hinter Stenosen.

Pankreaspseudozysten

Pseudozysten sind definitionsgemäß abgekapselte Flüssigkeitsansammlungen in Hohlräumen ohne epitheliale Auskleidung. Diese Pseudozysten finden sich bei 20–40% der Patienten mit chronischer Pankreatitis [8], meist als Folge eines Gewebeuntergangs im Rahmen eines akuten Schubes oder als Folge einer Ruptur eines Seitenastes des Pankreasgangsystems mit Abfluss von Drüsensekret in das peripankreatische Gewebe [8]. Pseudozysten können Beschwerden auslösen, indem sie zu einer Kompression von umliegenden Hohlorganen oder des Gallengangs führen oder weil es zu einer Einblutung kommt.

Die Therapie von Pseudozysten des Pankreas war lange Zeit ausschließlich eine Domäne der Chirurgie. In den letzten Jahren konnten aber einige Arbeitsgruppen zeigen, dass die endoskopische Therapie den chirurgischen Verfahren vergleichbare kurz- wie langfristige Resultate erzielt.

Haben Pseudozysten Anschluss an das Pankreasgangsystem, besteht die Option einer *transpapillären* Drainage [46–48]. Nach endoskopischer Sphinkterotomie wird eine nasopankreatische Sonde oder eine Pankreasgangprothese zur Drainage implantiert. Die kurzfristigen Erfolgsraten liegen bei etwa 95%. Im Langzeitverlauf ist in 72–78% der Fälle mit einer kompletten Zystenresolution zu rechnen [46–48].

Voraussetzung zur *transmuralen* Zystendrainage über Duodenum oder Magenwand ist eine Impression der Wand durch die Pseudozyste [8, 30]. Die präinterventionelle Endosonografie dient der Darstellung des Drainagewegs und dem Ausschluss größerer Gefäße und sollte heutzutage Standard sein. Unter endoskopischer Kontrolle werden ein oder zwei Pigtail-Drainagen in die Zyste eingelegt und dann für mehrere Wochen in situ belassen. Auch für die transmuralen Verfahren ist in etwa 71–86% der Fälle im Langzeitverlauf mit einem kompletten Verschwinden der Pseudozyste zu rechnen [49–52]. Mit modernen therapeutischen Endosonografiegeräten kann die Pseudozystendrainage unter direkter sonografischer Kontrolle erfolgen und so die Sicherheit des Verfahrens wahrscheinlich noch optimiert werden [53, 54].

Gallengangstenosen

Die Häufigkeit von Stenosen im Bereich des distalen Gallengangs bei chronischer Pankreatitis variiert in den verschiedenen Untersuchungen stark und erreicht Häufigkeiten bis zu 40% [1, 2, 8]. Ursächlich dafür sind narbige Einengungen im intrapankreatischen Verlauf des Gallengangs oder eine Kompression durch einen entzündlich vergrößerten Pankreaskopf. Eine Indikation zur Ableitung besteht im Falle eines Verschlussikterus oder bei akuter Cholangitis [8, 55].

Die endoskopische Drainage des Gallengangs bei Strikturen infolge chronischer Pankreatitis ist eine rasch durchführbare und kurzfristig sehr effektive Maßnahme. So gelingt bei nahezu allen Patienten die Implantation einer Endoprothese in den Gallengang und führt damit zu einer akuten Besserung der klinischen Problematik [56–59].

Das Problem der biliären Therapie mit Gallengangprothesen ist die Okklusion der Prothesen im Langzeitverlauf. Die mittlere Dauer der Offenheit liegt, wie aus Untersuchungen bekannt ist, bei etwa 4 Monaten. Dies führt zu Problemen der Okklusion mit begleitender akuter, eventuell sogar septischer Cholangitis. Ein besonderes Risiko stellt insbesondere im Kollektiv der alkoholtoxischen chronischen Pankreatitis die Noncompliance der Patienten dar [60], die einen programmierten Prothesenwechsel erschwert.

Auch letale Komplikationen infolge cholangiogener Sepsis wurden infolge dieses Verfahrens berichtet. So publizierte die Brüsseler Arbeitsgruppe 8% Todesfälle (2 von 25 Patienten) [61]. Nur bei einem kleinen Anteil der Patienten (10–25%) ist zudem mit einer kompletten Beseitigung der Stenose zu rechnen [58, 62]. Auch in unserem Kollektiv von 39 prothetisch behandelten Patienten kam es nur bei 10% der Fälle zu einem völligen Verschwinden der Stenose [58].

Unter diesen Aspekten ist die prothetische Versorgung von Gallengangstenosen als *permanente* Therapie nur für aus lokalen oder allgemeinen Gründen inoperable Patienten geeignet. Die kurzfristige Versorgung hat sich zur Notfalltherapie bei akuter Cholangitis bewährt und kann bis zur definitiven operativen Versorgung fortgeführt werden [8, 30]. Im Einzelfall ist ein kurzfristiger Therapieversuch möglich, um z.B. bei einer passageren Stenose infolge entzündlicher Schwellung des Pankreaskopfes, die spontan remittiert, die Phase des Verschlussikterus oder der Cholangitis zu überbrücken.

Kommt es nach Entfernen der biliären Endoprothese zu einem Rezidivikterus, ist die operative Therapie in Form der (laparoskopischen) biliodigestiven Anastomose der Standard [59].

Der Einsatz kurzer biliärer Metallstents zur Versorgung distaler Gallengangstenosen ist initial ebenso hocheffektiv wie die Implantation von Plastikstents. Der Vorteil der Metallstents ist die primär längere Offenheitsrate. Eine Studie mit 20 Patienten, zeigte bei 90% der behandelten Patienten nach einem Nachbeobachtungsintervall von 20 Monaten noch eine funktionsfähigen, offenen Metallstent [63]. Im weiteren Verlauf kommt es aber durch Ausbildung von hyperplastischem Gewebe zur Prothesenokklusion, so dass auch Metallstents keine permanente Versorgung ermöglichen.

Ob neue Entwicklungen wie biodegradierbare Stents, die resorbiert werden, oder Metallstents mit einer Hülle («gecoverte Stents») das therapeutische Spektrum zugunsten der Endoskopie verschieben werden, bleibt skeptisch abzuwarten.

Fazit

In den letzten Jahren sind eine Vielzahl retro- wie prospektiver Studien zu den endoskopischen Interventionsmöglichkeiten bei chronischer Pankreatitis publiziert worden. Grundtendenz ist, dass durch die organerhaltenden endoskopischen Maßnahmen in vielen Fällen eine klinische Besserung erzielt und dadurch ein operativer Eingriff verhindert werden kann. Die Datenlage zur endoskopischen Therapie von *Pseudozysten* belegt, dass die interventionelle Drainage gute, der operativen Zystendrainage vergleichbare Resultate im Langzeitverlauf erreicht und sicher ist.

Die endoskopische Prothesenversorgung bei symptomatischen *Gallengangstenosen* im Rahmen der chronischen Pankreatitis kann kurzfristig mit hoher Erfolgsquote durchgeführt werden. Für die Dauertherapie ist die Versorgung mit Plastikprothesen wegen der notwendigen Prothesenwechsel und der möglichen Komplikationen nur in Ausnahmefällen sinnvoll, eine chirurgische Sanierung der Stenose ist im Verlauf oft erforderlich.

Die Behandlung von *Pankreasgangstenosen und -steinen* wird nach wie vor kontrovers diskutiert, doch scheint bei entsprechender Selektion zumindest mittelfristig mehr als die Hälfte der betroffenen Patienten von den interventionellen Maßnahmen wie der Prothesendilatationstherapie und der Steinextraktion zu profitieren. Gerade für diese spezielle Situation fehlen aber nach wie vor prognostische Kriterien, welche Patienten von diesen endoskopischen Eingriffen profitieren werden und welche als Therapieversager primär Kandidaten für eine operative Maßnahme sind.

Studien, bei denen möglichst drei Therapiearme – konservative, operative und interventionell-endoskopische Therapie – in einem prospektiv-randomisierten Design verglichen werden, wären optimal, um den Stellenwert und die Differentialindikation der verschiedenen Strategien zu klären [3]. Realistisch betrachtet wird es aber wohl auch in naher Zukunft nicht möglich sein, solch eine Studie mit einem statistisch ausreichend großen Kollektiv zu rekrutieren.

Der therapeutische Zugang bei den oft komplexen Pankreasveränderungen und dem individuell variablen Krankheitsbild sollte heutzutage interdisziplinär zwischen Gastroenterologen und Chirurgen erfolgen. Eine entsprechende endoskopische Expertise vorausgesetzt, ist es vor dem Hintergrund der publizierten Daten bei definierten Situationen sinnvoll, eine interventionell-endoskopische Therapie durchzuführen [11, 64]. Bei Versagen der Maßnahmen sollte in enger Abstimmung mit dem kooperierenden Chirurgen eine operative Intervention eingeleitet werden.

Literatur

1 Mergener K, Baillie J: Chronic pancreatitis. Lancet 1997;350:1379–1385.

2 Catalano MF, Lahoti S, Geenen JE Hogan W: Prospective evaluation of endoscopic ultrasonography, endoscopic retrograde pancreatography, and secretin test in the diagnosis of chronic pancreatitis. Gastrointest Endosc 1998;48:11–17.

3 Carr-Locke DL: Endoscopic therapy of chronic pancreatitis. Gastrointest Endosc 1999;49:77–80.

4 Naruse S, Kitagawa M, Nakae Y, Kondo T, Hayakawa T. Chronic pancreatitis: Overview of medical aspects. Pancreas 1998;16:323–328.

5 Radun D, Dominguez-Munoz JE, Malfertheiner P: Chronische Pankreatitis: Konservative Therapie. Z Gastroenterol 1997;suppl 1:130–134.

6 Izbicky JR, Bloechle C, Knoefel WT, Rogiers X, Kuechler T: Surgical treatment of chronic pancreatitis and quality of life after operation. Surg Clin North Am 1999;79:913–944.

7 Norton ID, Petersen BT: Interventional treatment of acute and chronic pancreatitis. Surg Clin North Am 1999;79:895–911.

8 Godil A, Chen YK: Endoscopic management of benign pancreatic disease. Pancreas 2000;20:1–13.

9 Huibregtse K, Smits ME: Endoscopic management of diseases of the pancreas. Am J Gastroenterol 1994;89:66–77.

10 Jakobs R, Riemann JF: The role of endoscopy in chronic pancreatitis. Gastroenterol Clin North Am 1999;28:783–800.

11 Mössner J, Keim V, Niederau C, Büchler M, Singer MV, Lankisch PG, Göke B: Leitlinien zur Therapie der chronischen Pankreatitis. Z Gastroenterol 1998;36:359–367.

12 Adler G: Chronic pancreatitis: Still puzzling? Gastroenterology 1997;112;1762–1765.

13 Di Sebastiano P, Fink T, Weihe E, Friess H, Innocenti P, Beger HG, Büchler MW: Immune cell infiltration and growth-associated protein 43 expression correlate with pain in chronic pancreatitis. Gastroenterology 1997;112:1648–1655.

14 Karanjia ND, Singh SM, Widdison AL, Lutrin JF, Reber HA: Pancreatic ductal and interstitial pressures in cats with chronic pancreatitis. Dig Dis Sci 1992;37:268–273.

15 Reber PU, Patel AG, Kusske AM, Toyama MT, Ashley SW, Reber HA: Stenting does not decompress the pancreatic duct as effectively as surgery in experimental chronic pancreatitis. Gastroenterology 1995;128:386A.

16 Ebbehoj N, Borly L, Bulow J, Rassmussen SG, Madsen P, Matzen P, Owre A: Pancreatic tissue fluid pressure in chronic pancreatitis. Relation to pain, morphology and function. Scand J Gastroenterol 1990;25:1046–1051.

17 Ell C: Endoskopische Interventionen am Pankreasgangsystem. Z Gastroenterol 1997;suppl 1:160–167.

18 Fuji T, Amano H, Ohmura R, Akiyama T, Aibe T, Takemoto T: Endoscopic pancreatic sphincterotomy – technique and evaluation. Endoscopy 1989; 21:27–30.

19 Ell C, Rabenstein T, Schneider HT, Ruppert T, Nicklas M, Bulling D: Safety and efficacy of pancreatic sphincterotomy in chronic pancreatitis. Gastrointest Endosc 1998;48:244–249.

20 Okolo III PI, Pasricha PJ, Kalloo AN: What are the long-term results of endoscopic pancreatic sphincterotomy? Gastrointest Endosc 2000;52:15–19.

21 Jakobs R, Benz C, Martin WR, Riemann JF: Endoscopic pancreatic sphincterotomy in patients with chronic pancreatitis. Gastroenterology 1999; 116(suppl):A1136.

22 Elton E, Howell DA, Parsons WG, Qaseem T, Hanson BL: Endoscopic pancreatic sphincterotomy: Indications, outcome and a safe stentless technique. Gastrointest Endosc 1998;47:240–249.

23 Binmoeller KF, Jue P, Seifert H, Nam VC, Soehendra N: Endoscopic pancreatic stent drainage in chronic pancreatitis and a dominant stricture: Long-term results. Endoscopy 1995;27:638–644.

24 Riemann JF, Bregenzer N, Maier M, Benz C: Interventionelle Techniken am Pankreasgangsystem. Chir Gastroenterol 1996;12:38–42.

25 Schwarz M, Isenmann R, Beger HG: Stenting bei chronischer Pankreatitis – Fehler und Limitationen. Z Gastroenterol 2000;38:367–374.

26 Smits ME, Badiga SM, Rauws EAJ, Tytgat GNJ, Huibregtse K: Long-term results of pancreatic stents in chronic pancreatitis. Gastrointest Endosc 1995;42:461–467.

27 Ponchon T, Bory RM, Hedelius F, Roubein LD, Paliard P, Napoleon B, et al: Endoscopic stenting for pain relief in chronic pancreatitis: Results of a standardized protocol. Gastrointest Endosc 1995;42: 452–456.

28 Cremer M, Deviere J, Delhaye M, Baize M, Vandermeeren A: Stenting in severe chronic pancreatitis; results of medium term follow-up in 76 patients. Endoscopy 1991;23:171–176.

29 Boerma D, Huibregtse K, Gulik TM, Rauws EA, Obertop H, Gouma DJ: Long-term outcome of endoscopic stent placement for chronic pancreatitis associated with pancreas divisum. Endoscopy 2000; 32:452–456.

30 Jakobs R, Benz C, Martin WR, Riemann JF: Chronische Pankreatitis mit Pankreasgangobstruktion: Ist die endoskopische Prothesenimplantation sinnvoll? Endosk Heute 1998;11:85A.

31 Rösch T, Cremer M, Daniel S, Haber GB, Hintze R, Huibregtse K, Ell C, Riemann JF, Soehendra N, et al: Endoscopic therapy of chronic pancreatitis – long-term follow-up results from large multicenter study. Gastrointest Endosc 1999;49:AB223.
32 Ikenberry SO: The occlusion rate of pancreatic stents. Gastrointest Endosc 1994;40:611–613.
33 Kozarek RA: Pancreatic stents can induce ductal changes consistent with chronic pancreatitis. Gastrointest Endosc 1990; 36:93–95.
34 Sherman S, Hawes RH, Savides TJ, Gress FG, Ikenberry SO, Smith MT, et al: Stent-induced pancreatic ductal and parenchymal changes: Correlation of endoscopic ultrasound with ERCP. Gastrointest Endosc 1996;44:276–282.
35 Weickert U, Mühlen E, Janssen J, Johanns W, Greiner L: Erweiterung von Pankreasgangstenosen mittels Ringkoagulator – erste Erfahrungen. Z Gastroenterol 2000;38:165–168.
36 Ziebert JJ, DiSario JA: Dilation of refractory pancreatic duct strictures: the turn of the screw. Gastrointest Endosc 1999;49:632–635.
37 Suga T, Kawa S, Horiuchi A, Nakamura N, Mukawa K, Akamatsu T, Kiyosawa K: Endoscopic sphincter balloon dilatation for effective retrieval of pancreatic ductstone. J Gastroenterol Hepatol 2000;15:220–224.
38 Sherman S, Lehman GA, Hawes RH, Ponich T, Miller LS, Cohen LB, Kortan P, Haber GB: Pancreatic ductal stones: Frequency of successful removal and improvement in symptoms. Gastrointest Endosc 1991;37:507–511.
39 van der Hul R, Plaiser P, Jeekel J, Terpstra O, den Toom R, Bruining H: Extracorporeal shock-wave lithotripsy of pancreatic duct stones: Immediate and long-term results. Endoscopy 1994;26:573–578.
40 Adamek HE, Jakobs R, Buttmann A, Schneider ARJ, Riemann JF: Long term follow up of patients with chronic pancreatitis and pancreatic stones treated with extracorporeal shock wave lithotripsy. Gut 1999;45:402–405.
41 Delhaye M, Vandermeeren A, Baize M, Cremer M: Extracorporeal shock-wave lithotripsy of pancreatic calculi. Gastroenterology 1992;102:610–620.
42 Sauerbruch T, Holl J, Sackmann M, Paumgartner G: Extracorporeal lithotripsy of pancreatic stones in patients with chronic pancreatitis and pain: A prospective follow up study. Gut 1992;33:969–972.
43 Brand B, Kahl M, Sidhu S, Nam VC, Sriram PVJ, Jaeckle S, Thonke F, Soehendra N: Prospective evaluation of morphology, function, and quality of life after extracorporeal shockwave lithotripsy and endoscopic treatment of chronic calcific pancreatitis. Am J Gastroenterol 2000;95:3429–438.
44 Craigie JE, Adams DB, Byme TK, Tagge EP, Tarnasky PR, Cunningham JT, Hawes RH: Endoscopic electrohydraulic lithotripsy in the management of pancreatobiliary lithiasis. Surg Endosc 1998;12: 405–408.
45 Jakobs R, Maier M, Benz C, Riemann JF: Laserlithotripsy for pancreatic duct stones. Int J Pancreatol 1996;16:248A.
46 Binmoeller KF, Seifert H, Walter A, Soehendra N: Transpapillary and transmural drainage of pancreatic pseudocysts. Gastrointest Endosc 1995;42:219–224.
47 Catalano MF, Geenen JE, Schmalz MJ, Johnson GK, Dean RS, Hogan WJ: Treatment of pancreatic pseudocysts with ductal communication by transpapillary pancreatic duct endoprosthesis. Gastrointest Endosc 1995;42:214–218.
48 Barthet M, Sahel J, Bodiou-Bertel C, Bernard JP: Endoscopic transpapillary drainage of pancreatic pseudocysts. Gastrointest Endosc 1995;42:208–213.
49 Smits ME, Rauws EAJ, Tytgat GNJ, Huibregtse K: The efficacy of endoscopic treatment of pancreatic pseudocysts. Gastrointest Endosc 1995;42:202–207.
50 Beckingham IJ, Krige JEJ, Bornman PC, Terblanche J: Long term outcome of endoscopic drainage of pancreatic pseudocysts. Am J Gastroenterol 1999;94:71–74.
51 Vitale GC, Lawhon JC, Larson GM, Harrell DJ, Reed DN Jr, MacLeod S: Endoscopic drainage of the pancreatic pseudocyst. Surgery 1999;126:616–623.
52 Cremer M, Deviere J, Engelholm L: Endoscopic management of cysts and pseudocysts in chronic pancreatitis: A long-term follow-up after 7 years of experience. Gastrointest Endosc 1989;35:1–9.
53 Wiersma MJ: Endosonography-guided cysto-duodenostomy with a therapeutic ultrasound endoscope. Gastrointest Endosc 1996;44:614–617.
54 Grimm H, Binmoeller KE, Soehendra N: Endosonography-guided drainage of a pancreatic pseudocyst. Gastrointest Endosc 1993;39:693–698.
55 Ng C, Huibregtse K: The role of endoscopic therapy in chronic pancreatitis-induced common bile duct strictures. Gastrointest Endosc Clin North Am 1998;8:181–193.
56 Cremer M, Deviere J, Delhaye M, et al: Stenting in severe chronic pancreatitis: Results of medium-term follow-up in seventy-six patients. Bildgebung 1992;59(suppl 1):20–41.
57 Vitale GC, Reed DN Jr, Nguyen CT, Lawhon JC, Larson GM: Endoscopic treatment of distal bile duct stricture from chronic pancreatitis. Surg Endosc 2000;14:227–231.
58 Eickhoff A, Jakobs R, Leonhardt A, Eickhoff J, Riemann JF: Endoscopic stenting for obstructive jaundice in chronic panreatitis. Eur J Hepatol Gastroenterol 2001;13:1–7.
59 Schlosser W, Siech M, Görich J, Beger HG: Common bile duct stenosis in complicated chronic pancreatitis. Scand J Gastroenterol 2001;36:214–219.
60 Kiehne K, Fölsch UR, Nitsche R: High complication rate of bile duct stents in patients with chronic alcoholic pancreatitis due to noncompliance. Endoscopy 2000;32:377–380.
61 Deviere J, Davaere S, Baize M, Cremer M: Endoscopic biliary drainage in chronic pancreatitis. Gastrointest Endosc 1990;36:96–100.
62 Farnbacher MJ, Rabenstein T, Ell C, Hahn EG, Schneider HAT: Is endoscopic drainage of common bile duct stenoses in chronic pancreatitis up-to-date? Am J Gastroenterol 2000;95:1466–1471.
63 Deviere J, Cremer M, Love J, Sugai B, Vandermeeren A: Management of common bile duct strictures caused by chronic pancreatitis with metal mesh self expandable stents. Gut 1994;35:122–126.
64 Cotton PB: Randomization is not the (only) answer: A plea for structured objective evaluation of endoscopic therapy. Endoscopy 2000;32:402–405.

Chirurgische Gastroenterologie Interdisziplinär

Hauptthema · Main Topic

Chir Gastroenterol 2001;17:311–318

Pankreaspseudozysten: Endoskopische Drainage oder Operation?

H.-U. Schulz[a] S. Kahl[b] B. Glasbrenner[b] R. Grote[c] R. Mantke[a] M. Ebert[b] M. Pross[a] P. Malfertheiner[b] H. Lippert[a]

[a] Klinik für Allgemein-, Viszeral- und Gefäßchirurgie
[b] Klinik für Gastroenterologie, Hepatologie und Infektiologie
[c] Zentrum für Radiologie, Otto-von-Guericke-Universität Magdeburg

Schlüsselwörter
Pankreaspseudozysten · Akute und chronische Pankreatitis · Zystische Tumoren · Interventionelle Therapieverfahren · Chirurgische Therapieverfahren · Endoskopie · Operation · Octreotid

Zusammenfassung
Pseudozysten im Pankreas oder in dessen unmittelbarer Nachbarschaft sind lokalisierte flüssigkeits- oder nekrosegefüllte Hohlräume, die von einer bindegewebigen Kapsel umgeben sind. Im Gegensatz zu den echten Zysten besitzt ihre Wand kein Epithel. Sie sind meist asymptomatisch und können sich spontan zurückbilden. Therapeutische Konsequenzen ergeben sich nur bei raumfordernder Wirkung mit Verdrängung oder Kompression von Nachbarorganen (Duodenum, Ductus choledochus, mesenteriale Gefäße), Einblutung, Ruptur, Infektion des Pseudozysteninhalts, bei einer Pseudozyste als alleinige Ursache von Schmerzen oder Verdacht auf einen zystischen Tumor. Die Größe einer Pseudozyste gilt heute nicht mehr als Kriterium für therapeutische Entscheidungen. Als Therapieverfahren stehen die perkutane Sonografie- oder CT-gesteuerte Punktion und externe Drainage, die endoskopische transgastrische oder transduodenale interne Drainage und operative Möglichkeiten zur Verfügung. Perkutane externe Drainagen sind einfach, schnell und mit geringem Risiko anzulegen. Nach ihrer Entfernung verbleiben jedoch häufig Fisteln, die meist langsam heilen, Probleme bei der Lokalbehandlung bereiten können und eine Eintrittspforte für Infektionen darstellen. Endoskopische interne Drainagen werden mit Hilfe von Doppel-Pigtail-Kathetern angelegt, deren Hälften jeweils in der Pseudozyste und dem Magen oder dem Duodenum zu liegen kommen. Fisteln und Infektionen treten dabei sehr selten auf, allerdings besteht bei diesen Drainagen das Risiko der Blutung (primär durch Gefäßpunktionen bei der Anlage der Endodrainage, sekundär durch Gefäß- oder Schleimhautarrosionen durch den Katheter) und Katheterdislokation mit konsekutivem Funktionsverlust der Drainage. Interne Drainagen können auch chirurgisch angelegt werden. Das bevorzugte Verfahren ist die Pseudozystojejunostomie mit einer nach Roux ausgeschalteten Jejunalschlinge. Zur Anastomosierung ist eine feste Pseudozystenwand erforderlich. Die Operation sollte immer nur dann erfolgen, wenn kein florider Pankreatitisschub vorliegt. Drainageoperationen erhalten funktionsfähiges Pankreasparenchym und sollten deshalb nach Möglichkeit gegenüber resezierenden Verfahren bevorzugt werden. Der Drainageerfolg wird sonografisch kontrolliert. Normalerweise bildet sich eine drainierte Pseudozyste innerhalb von 3–12 Monaten vollständig zurück. Ist das nicht der Fall oder vergrößert sich eine Pseudozyste nach vorangegangener Verkleinerung wieder, muss an einen Verschluss der Ableitungsregion oder einen übersehenen zystischen Tumor gedacht werden. Der Stellenwert von Octreotid entweder als alleinige Therapieform oder in Kombination mit den anderen aufgeführten Therapiemodalitäten ist unklar. Da kontrollierte Daten zu Langzeitergebnissen der einzelnen Therapieformen im direkten Vergleich miteinander fehlen, wird die Wahl des Therapieverfahrens durch die örtliche Verfügbarkeit und die Expertise der Therapeuten mitbestimmt.

Key Words
Pancreatic pseudocysts · Acute and chronic pancreatitis · Cystic tumours · Interventional treatment · Surgical treatment · Endoscopy · Operation · Octreotide

Summary
Pancreatic Pseudocysts: Interventional or Surgical Drainage?
Pancreatic pseudocyst, the most common cystic lesion of the pancreas, is a localized collection of fluid rich in amylase within or adjacent to the pancreas, enclosed by a nonepithelialized wall. Pseudocysts are a frequent complication of both acute and chronic pancreatitis, pancreatic trauma or a result of pancreatic duct obstruction. Most pseudocysts are asymptomatic, and spontaneous regression may occur. Treatment is indicated only in cases of bleeding, rupture or infection of the pseudocyst, compression of surrounding organs (i.e., main bile duct, duodenum, portal vein) by the pseudocyst, when a pseudocyst is the main cause of pain or when suspicion of a cystic tumour exists. The size of a pseudocyst is no criterion for therapeutic decisions. Treatment options include percutaneous external drainage, endoscopic transgastric or transduodenal internal drainage, and surgical internal drainage or resection. Interventional procedures seem to be the first choice in emergency situations and in critically ill patients. Elective surgery may be of advantage when there is additional pancreatic (duct) pathology or suspicion of a tumour. Comparative studies between surgical, endoscopic and percutaneous interventional therapies are still missing. The potential role of octreotide either as monotherapy or in combination with the above-mentioned therapies needs to be further evaluated in controlled studies. Thus, the choice of the therapeutic procedure is frequently influenced by local conditions such as availability of the respective method and expertise of the radiologist, endoscopist, and surgeon.

KARGER
Fax +49 761 4 52 07 14
E-mail Information@Karger.de
www.karger.com

Accessible online at:
www.karger.com/journals/cga

PD Dr. H.-U. Schulz
Klinik für Allgemein-, Viszeral- und Gefäßchirurgie
Otto-von-Guericke-Universität
Leipziger Straße 44, D-39120 Magdeburg (Deutschland)
Tel. +49 391 671-5500, Fax -90181
E-mail hans-ulrich.schulz@medizin.uni-magdeburg.de

Epidemiologie und Nomenklatur zystischer Raumforderungen des Pankreas

Zystische Raumforderungen des Pankreas können dysontogenetischer, traumatischer, entzündlicher oder neoplastischer Genese sein. In der Mehrzahl der Fälle handelt es sich um Pseudozysten, die aus Ansammlungen von entzündlichem Exsudat und aus Nekrosematerial nach akuter Pankreatitis hervorgehen und deshalb von keiner epithelialen Wand ausgekleidet sind [1, 2]. Pseudozysten finden sich bei Patienten mit akuter und chronischer Pankreatitis in einer Häufigkeit von 2–41% [3–7]. Obwohl sich noch keine einheitliche Nomenklatur etabliert hat, erscheint es sinnvoll, zwischen postakuten, chronischen und posttraumatischen Pseudozysten zu unterscheiden [6]. Als postakute Pseudozysten werden umschriebene Flüssigkeitsansammlungen pankreatogenen Ursprungs mit einer definierten Wand und einem Alter von mehr als 4–6 Wochen und weniger als 6 Monaten bezeichnet. Chronische Pankreaspseudozysten haben ein Alter von mehr als 6 Monaten. Posttraumatische Pankreaspseudozysten sind pankreatogene Flüssigkeitsansammlungen nach Verletzung des Pankreasgangsystems; diese machen insbesondere im Kindesalter einen relevanten Anteil der therapiebedürftigen zystischen Raumforderungen aus.

Bei echten Pankreaszysten wird die Zystenwand durch ein Epithel ausgekleidet. Kongenitale Zysten sind dysontogenetischer Natur und können zusammen mit einer Zystenleber oder mit Zystennieren vorkommen. Sie werden als zystische Erweiterung aberrierender Bestandteile des Pankreasgangsystems angesehen und sind meistens klein und klinisch asymptomatisch. Auch Retentionszysten, die infolge einer Gangobstruktion und deshalb in der Regel bei chronischer Pankreatitis auftreten, sind mit Gangepithel ausgekleidet. Bei langem Bestehen kann es zu einer Druckatrophie der Epithelwand kommen. Chronische Pankreaspseudozysten und Retentionszysten lassen sich bei chronischer Pankreatitis oft nicht unterscheiden. Etwa 10–15% aller zystischen Raumforderungen des Pankreas sind zystische Neoplasien, deren Wand von Tumorepithel gebildet wird [8–11]. Am häufigsten ist das seröse Zystadenom, das in der Regel benigne wächst und nur selten maligne entartet [12, 13]. Von anderem biologischen Verhalten sind das muzinöse Zystadenom, das muzinöse Zystadenokarzinom und der solid-pseudopapilläre Tumor, die häufig Malignitätskriterien aufweisen. Im Gegensatz zum Adenokarzinom des Pankreas metastasieren diese Tumoren jedoch insgesamt später und haben deshalb eine deutlich bessere Prognose [12–15]. Tabelle 1 fasst die zystischen Raumforderungen des Pankreas in ihrer Nomenklatur und relativen Häufigkeit zusammen.

Tab. 1. Differentialdiagnose zystischer Läsionen des Pankreas [modifiziert und ergänzt nach 8]

Nomenklatur	Epitheliale Wand	Häufigkeit, %
Pseudozysten	nein	70–75
Retentionszysten	ja	10–15
Zystische Tumoren[1]	ja	10–15
Kongenitale Zysten	ja	2–3
Andere[2]	variabel	1–3

[1] *Benigne*: seröses Zystadenom, Lymphangiom, lymphoepitheliale Zysten; *maligne:* muzinöses Zystadenokarzinom, seröses Zystadenokarzinom, zentral nekrotische solide Pankreastumoren (duktales Adenokarzinom, Plattenepithelkarzinom, Pankreatoblastom, Azinuszellkarzinom, Lymphom) oder Metastasen; *ungewisses biologisches Verhalten:* solid-pseudopapilläre Tumoren, intraduktale papillär-muzinöse Tumoren (IPMT), neuroendokrine Tumoren, endokrine Tumoren

[2] Zum Beispiel Echinokokkose, Tuberkulome, zystische Fibrose, Dermoidzysten, von Hippel-Lindau-Krankheit, muzinöse Gangektasie (MDE).

Diagnostische Vorgehensweise

Die zunehmende Anwendung interventioneller Therapieverfahren muss auf der Grundlage einer korrekten Diagnosestellung erfolgen; insbesondere sollte vermieden werden, zystische Tumoren interventionell oder chirurgisch zu drainieren. Grundlagen des diagnostischen und therapeutischen Vorgehens sind Anamnese und Beschwerden des Patienten. Pankreaspseudozysten entstehen in der Mehrzahl der Fälle nach einem klinisch manifesten Ereignis einer akuten Pankreatitis, und eine zystische Raumforderung ohne entsprechende Anamnese sollte besonders kritisch interpretiert werden [1, 2]. Zystische Raumforderungen des Pankreas werden üblicherweise mittels Sonografie oder Computertomografie (CT) diagnostiziert. Sowohl zur Differentialdiagnose als auch zur Therapieentscheidung halten wir eine Gangdarstellung mittels endoskopischer retrograder Cholangiopankreatikografie (ERCP) oder Magnetresonanzpankreatikografie (MRCP) als zusätzliche Untersuchungsverfahren für unverzichtbar. Die Endosonographie ist sowohl zur differentialdiagnostischen Einschätzung als auch zur Therapieentscheidung und Durchführung interner Drainageverfahren äußerst hilfreich [1]. Unter differentialdiagnostischen Gesichtspunkten stellen sich Pseudozysten ab einem Alter von mehreren Wochen meistens dünn- oder einfach septiert dar, wogegen zystische Tumoren oft breiter septiert, mikrozystisch oder dickwandig sind und manchmal Tumorprotrusionen zeigen. Unter Zugrundelegung dieser sonomorphologischen Kriterien erreichten zwei unabhängige Untersucher in der Differenzierung zwischen neoplastischen und nichtneoplastischen Veränderungen eine Treffsicherheit von 96 und 92% [16]. In unklaren Fällen oder zur Operationsvorbereitung zeigt die Angiografie bei zystischen Tumoren häufig eine Hypervaskularisation. Pseudozysten stellen sich meistens hypovaskulär dar [11].

Der Einsatz der transkutanen Punktion zur Differentialdiagnose unklarer zystischer Raumforderungen des Pankreas ist wegen des Problems der Tumorzellverschleppung und der oft fraglichen Relevanz für therapeutische Entscheidungen umstritten. Wenn punktiert wird, sollte der Zysteninhalt zytologisch, bakteriologisch und serologisch (Amylase, Tumormarker CEA und CA72-4) analysiert werden. Die Amylase in Pseudozysten ist abhängig vom Ganganschluss hoch oder sehr hoch, wogegen in zystischen Tumoren meistens Werte wie im Serum oder niedriger gemessen werden [11]. Hohe Tumormarker im Zystenpunktat sind mit sehr guter Spezifität, aber unbefriedigender Sensitivität, geeignet, zystische Tumoren von Pseudozysten zu unterscheiden. In einer aktuellen Arbeit an 91 Patienten mit zystischen Raumforderungen des Pankreas fanden Hammel et al. [17] für einen CEA-Wert >400 ng/ml eine 57%ige Sensitivität und eine 100%ige Spezifität bei der Unterscheidung muzinöser Zystadenome und Zystadenokarzinome von Pseudozysten. Ein CA72-4-Wert >40 U/ml hatte eine 63%ige Sensitivität und eine 98%ige Spezifität bei der Differenzierung muzinöser Zystadenome und Zystadenokarzinome von serösen Zystadenomen und von Pseudozysten. Ähnliche Ergebnisse (sehr gute Spezifität, geringe Sensitivität) werden durch die Zytologie des Zystenpunktats erreicht [18]. Die bakteriologische Untersuchung des Zysteninhalts ist vor allem bei Verdacht auf einen Pankreasabszess von Bedeutung.

Weitere Differentialdiagnosen von zystischen Raumforderungen «des Pankreas», an die in Abhängigkeit von der Anamnese und des Befunds in bildgebenden Verfahren im Einzelfall zu denken ist, sind Leber-, Nieren-, Choledochus- oder Duodenalwandzysten, Duodenalwandduplikaturen, Echinokokkuszysten, lymphoepitheliale Zysten, zystische Teratome und das Aortenaneurysma [1].

Natürlicher Verlauf und Komplikationen

Pankreaspseudozysten nach akuter Pankreatitis gehen aus Ansammlungen von entzündlichem Exsudat und Nekrosen hervor. Nach Abgrenzung und Verflüssigung kommt es innerhalb weniger Wochen zur Ausbildung einer bindegewebigen Wand, die sich dann anhand bildgebender Verfahren nicht mehr von einer echten epithelialen Zystenwand (z.B. Retentionszysten bei chronischer Pankreatitis) unterscheiden lässt. Andererseits kann es auch bei Retentionszysten zu einer Druckatrophie der Epithelschicht kommen, was eine Unterscheidung der beiden Entitäten auch histologisch erschwert [6]. Therapiestudien zu Pankreaspseudozysten enthalten meistens in unbekannter Anzahl auch Retentionszysten, was die Vergleichbarkeit der Ergebnisse weiter kompliziert. Echte Pankreaspseudozysten entstehen in einer Häufigkeit von 2–10% aller Fälle von akuter Pankreatitis und können intra- oder peripankreatisch lokalisiert sein. Mit Ausheilung der Pankreatitis bilden sie sich in etwa 40% der Fälle wieder zurück, und zwar größtenteils innerhalb weniger Wochen [6, 19–21]. Pseudozysten und Retentionszysten bei chronischer Pankreatitis treten im Krankheitsverlauf bei bis zu 40% dieser Patienten auf und bleiben oft längere Zeit ohne eindeutiges Symptomenkorrelat [5, 6, 19–22]. Die spontane Rückbildungstendenz der chronischen Pseudozysten ist geringer als die der postakuten. Sie wird mit etwa 10% angegeben [7]. Bei Patienten mit chronischer Pankreatitis und Pankreas(pseudo)zyste ist auch eine differenzierte Schmerzanamnese nicht immer in der Lage, Beschwerden im Rahmen der Zyste von Beschwerden aufgrund der Grunderkrankung zu unterscheiden [22]. Für die Erfolgsquote von allen Therapieverfahren zystischer Raumforderungen bei chronischer Pankreatitis ist daher neben dem technischen Erfolg auch die Patientenselektion ein entscheidendes Kriterium [1]. Komplizierend kommt hinzu, dass ein Teil der Patienten mehrere Pseudozysten aufweist [5]. Pankreaspseudozysten verursachen Beschwerden und Komplikationen in Abhängigkeit von ihrer Größe und Lokalisation [19, 20–23]. Die Komplikationen umfassen Infektionen, Obstruktionen (des Duodenums, der Pfortader, des Ductus choledochus, des Ductus pancreaticus), Gefäßarrosionen, Einblutungen, Thrombosen (Milzvene!) und Rupturen mit pankreatogenem Aszites. Die Mehrzahl dieser Komplikationen tritt später als 6 Wochen nach Entstehung der Pseudozyste auf [19, 24]. Aus den meisten Untersuchungen zum Verlauf von Pankreaspseudozysten leitet sich als Richtlinie eine Empfehlung ab, bei Patienten *mit Beschwerden* dann eine Therapieentscheidung zu treffen, wenn die Pseudozyste größer als 6 cm und älter als 6 Wochen ist, da in solchen Fällen in erhöhtem Maße mit Komplikationen und in geringem Umfang mit einer Spontanrückbildung zu rechnen ist [19, 20, 25, 26]. Auf die Notwendigkeit einer sehr individuellen Therapieentscheidung sei an dieser Stelle bei Patienten mit chronischer Pankreatitis noch einmal hingewiesen. Im Folgenden werden die Therapieoptionen mit bevorzugten Indikationen und Ergebnissen aufgezeigt, wobei bei chronischer Pankreatitis nicht mehr zwischen chronischen Pseudozysten und Retentionszysten unterschieden wird; dies entspricht auch dem pragmatischen Vorgehen. Abschließend soll versucht werden, die verfügbaren Optionen in ein rationales Gesamttherapiekonzept einzuordnen.

Tab. 2. Interventionelle Therapiemöglichkeiten bei Pankreaspseudozysten [modifiziert und ergänzt nach 1]

Perkutane Punktion (eventuell in Kombination mit Octreotid)
Perkutane Drainage (eventuell in Kombination mit Octreotid)
Sonografisch-endoskopisch geführte zystogastrale Drainage
Endoskopische Pseudozystogastrostomie bzw. Pseudozystoduodenostomie
Endoskopische transpapilläre Drainage
Angiographie und Embolisation bzw. Gefäßstentimplantation bei Gefäßarrosion mit Blutung

Interventionelle Therapie

Zur interventionellen Therapie stehen endoskopische und perkutane Verfahren zur Verfügung. Die verschiedenen interventionellen Therapieverfahren bei Pankreaspseudozysten

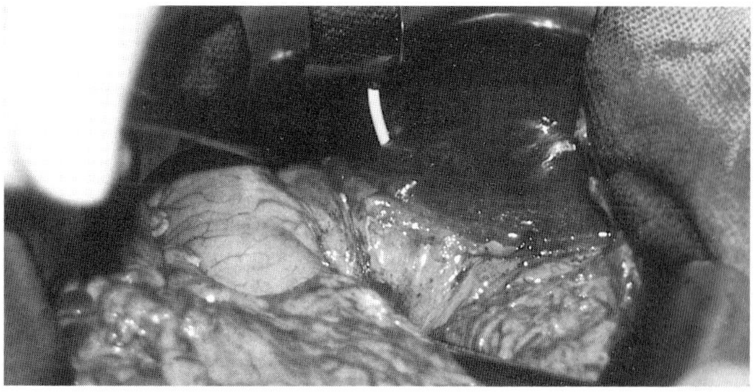

Abb. 1. Komplikation einer Sonografie gestützten perkutanen Drainage einer raumfordernden Pseudozyste im Pankreaskopf. Verletzung des linken Leberlappens und des Magens durch den Pigtail-Katheter. Diese Komplikation blieb asymptomatisch. Die Indikation zur Operation ergab sich durch eine rezidivierende Infektion der Pseudozyste und eine Duodenalstenose.

sind in Tabelle 2 aufgelistet. Eine *transkutane Punktion* wird in erster Linie aus diagnostischen Erwägungen durchgeführt. Als Therapieversuch ist sie nur dann eine sinnvolle Option, wenn keine Verbindung zum Pankreasgangsystem besteht. Bei hoher technischer Erfolgsrate kommt es in bis zu 70% der Fälle innerhalb kurzer Zeit zu einer Wiederauffüllung der Pseudozyste. Die Komplikationsrate liegt bei <5% und umfasst Blutungen, Infektionen, Fistelungen, Verletzungen von Magen, Kolon, Milz und Leber (Abb. 1) und die Peritonitis [2, 27, 28]. Als Therapieverfahren erfolgversprechender ist die *transkutane Drainage*, bei der nach Ultraschall- oder CT-gesteuerter Punktion ein Drainagekatheter zwischen 6 und 14 F eingelegt wird. Dieses Verfahren wird zunehmend auch bei Pankreasabszessen angewandt, wobei über eine Dauer von einigen Tagen bis wenigen Wochen (je nach Sekretion) eine Spülung, z.B. mit physiologischer Kochsalzlösung, erfolgt. Die Erfolgsrate mit langfristiger Sanierung der Pseudozyste liegt je nach Kollektiv zwischen 62 und 93% und die Komplikationsrate zwischen 5 und 10% [27–31]. Das Spektrum der Komplikationen entspricht dem der transkutanen Punktion. Aus unkontrollierten Studien leiten sich Hinweise ab, dass die zusätzliche medikamentöse Therapie mit Octreotid die Austrocknung der Pseudozyste beschleunigen und bei Pseudozysten mit Ganganschluss das Auftreten einer transkutanen Fistel verhindern kann [29, 30, 32, 33].

Für das Verfahren der *sonografisch-endoskopisch geführten zystogastralen Drainage* ist ein direkter Kontakt der Pseudozyste zur Magenwand erforderlich. Bei dem Verfahren wird ein Doppel-Pigtail-Katheter von 2,8 mm unter sonografischer und endoskopischer Kontrolle durch die Magenwand in die Pseudozyste vorgeschoben und dann im Magen freigesetzt. Nach einer Liegedauer von 3–6 Monaten wird der Drainagekatheter wieder entfernt. Die Erfolgsrate hinsichtlich des Ausbleibens eines Pseudozystenrezidivs wird mit etwa 75% und die Komplikationsrate mit etwa 5% angegeben [34–36].

Eine zunehmende Verbreitung hat in den letzten Jahren die *endoskopische Pseudozystogastrostomie* oder *Pseudozystoduodenostomie* erfahren, deren technische Voraussetzungen eine Impression der Magen- oder Duodenalwand durch die Pseudozyste ist. Es gibt verschiedene technische Variationen, wobei die Punktion unter endosonografischer Kontrolle bei Verfügbarkeit eines entsprechenden Endosonografiegeräts als das geeignetste und sicherste Verfahren erscheint. Endosonografiegeräte ohne Punktionseignung können eingesetzt werden, um den optimalen Zugangsweg zur Pseudozyste aufzufinden und zu markieren (z.B. mit Clip-Applikation); anschließend wird unter endoskopischer Sicht punktiert. Die Punktion kann beispielsweise mit einem Fistulotom erfolgen; die Erweiterung des Zugangswegs erfolgt anschließend über einen Führungsdraht mit einem Führungsdraht Papillotom oder sicherer durch Ballondilatation. Der Vorteil des Verfahrens im Vergleich zur sonografisch-endoskopisch geführten zystogastralen Drainage liegt neben der breiteren Anwendbarkeit bei Pseudozysten verschiedener Lokalisationen auch in der Tatsache begründet, dass zusätzlich zu den Doppel-Pigtail-Kathetern auch nasopseudozystische Spüldrainagen eingelegt werden können. Dadurch lässt sich das Verfahren zunehmend auf Pankreasabszesse erweitern [1]. Die Erfolgsrate liegt bei 62–88%, die Komplikationsrate wird mit 10–17% und die Letalität mit 0–3% angegeben [38–43]. Die schweren Komplikationen mit Todesfolge waren überwiegend arterielle Gefäßpunktionen, was sich bei dem Vorgehen unter endosonografischer Kontrolle weitgehend vermeiden lassen sollte. Ob sich das Verfahren auch in größerem Umfang für die Therapie von Pankreasnekrosen bei nekrotisierender Pankreatitis anwenden lässt [44], ist noch nicht ausreichend untersucht und wird von uns derzeit eher skeptisch beurteilt.

Verschiedene Autoren empfehlen, bei Pankreaspseudozysten mit Ganganschluss die *endoskopische transpapilläre Drainage* zu bevorzugen, vor allem bei Pseudozysten hinter Gangstenosen. Hierbei wird ein 5-F- oder 7-F-Plastikstent bis vor oder in die Pseudozyste vorgeschoben; alternativ kann auch eine nasopankreatische oder nasozystische Sonde eingelegt werden. Die Erfolgsrate des Verfahrens wird mit 69–77% bei einer Komplikationsrate von 5–13% und einer Letalität von 0% angegeben [39, 40, 45–47]. Besondere Vorsicht ist unseres Erachtens bei Patienten ohne chronische Pankreatitis angebracht, um durch die Manipulation am Pankreasgang keine Läsionen zu setzen, die zur Ausbildung einer chronischen Pankreatitis führen könnten [1]. Ob bei großen Pankreaspseudozysten mit Magen- oder Duodenalwandimpression und Pankreasganganschluss dem transmuralen oder dem transpapillären Vorgehen der Vorzug gegeben werden sollte, kann derzeit noch nicht befriedigend beantwortet werden.

Pseudozysten mit arterieller Gefäßarrosion galten früher als absolute Operationsindikation. Inzwischen wird über zunehmende Erfolge mittels *Angiografie und Katheterembolisation* berichtet [48, 49]. Pathophysiologisch führt die Arrosion der Arteria lienalis oder der Arteria gastroduodenalis zur Ausbildung eines Pseudoaneurysmas. Daneben können auch kleinere arterielle Gefäße einen Anschluss an eine Pseudozyste fin-

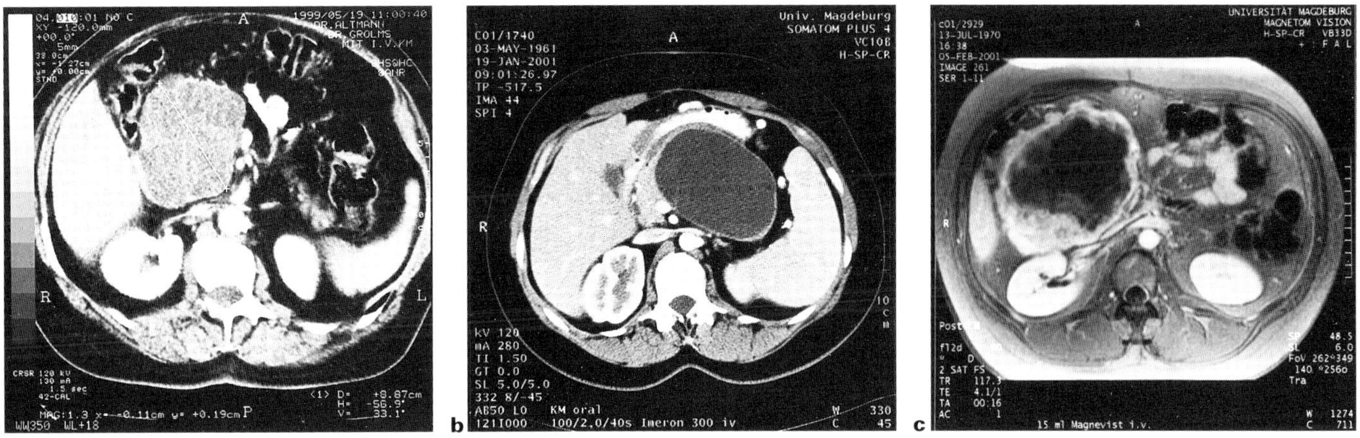

Abb. 2. Fallstricke in der Diagnostik: Etwa 10% der zystischen Läsionen des Pankreas sind zystische Neoplasien. **a** *Fall 1:* Multipel septierte Zysten sollten primär immer an einen Tumor denken lassen. Die 73jährige Patientin mit einem 10 cm großen zystischen Pankreaskopftumor hatte keine Beschwerden und keine Pankreatitisanamnese. Nach Pylorus erhaltender Pankreaskopfresektion wurde histopathologisch ein mikrozystisches seröses Adenom diagnostiziert. **b** *Fall 2:* Zuweisung einer 39-jährigen Patientin mit der Diagnose eines «Pseudozystenrezidivs». Zwei Jahre zuvor Anlage einer «Pseudozystojejunostomie». Das CT zeigt eine 12 × 7 cm große zystische Läsion im Pankreasschwanz. Eine Pankreatitisanamnese lag nicht vor. Die intraoperative Schnellschnittuntersuchung ergab ein muzinöses Zystadenom, woraufhin die Pankreaslinksresektion erfolgte. **c** *Fall 3:* Behandlung einer 30-jährigen Patientin wegen oberer gastrointestinaler Blutung. Verlegung zur Operation wegen der MR-basierten Diagnose einer 18 cm großen «Pankreaskopfpseudozyste». Es bestanden keine Bauchschmerzen, und die Pankreatitisanamnese war leer. Intraoperativ fiel eine Leberläsion auf, die unter Schnellschnittbedingungen als Metastase eines gastrointestinalen Stromatumors (GIST) diagnostiziert wurde. Es erfolgte eine multiviszerale R0-Resektion mit Pylorus erhaltender Pankreaskopfresektion, erweiterter Hemikolektomie rechts, Cholezystektomie und Resektion des 6. Lebersegments. In der definitiven Histologie wurde ein maligner GIST des Duodenums beschrieben, dessen zentrale Nekrose in der bildgebenden Diagnostik eine zystische Läsion des Pankreas vorgetäuscht hatte.

den. Bei einer gleichzeitigen Verbindung mit dem Ductus pancreaticus kann es ebenso wie bei einer Perforation der Pseudozyste in das Darmlumen oder einer bereits anastomosierten Pseudozyste zu einer lebensbedrohlichen Blutung kommen. Die interventionelle radiologische Embolisation des für die Blutung verantwortlichen Gefäßes wird unmittelbar im Anschluss an die diagnostische Angiografie durchgeführt. Nach möglichst peripherer Sondierung des zuführenden Gefäßes mit einem Angiografiekatheter (bei schwierigen Verhältnissen mit einem koaxial eingeführten Mikrokatheter) werden eine oder mehrere Embolisationsspiralen (Coils) endoluminär platziert. Die mechanische Verlegung des Gefäßlumens und dessen konsekutive Thrombosierung führt zum Verschluss der Arterie [2]. Die Anwendung verschiedener Kleber (z.B. Fibrinkleber, Histoacryl) ist ebenfalls möglich [48]. Ein Pseudoaneurysma der Arteria lienalis oder der Arteria gastroduodenalis kann (wie bei einem entsprechenden chirurgischen Eingriff) einen Gefäßverschluss proximal und distal der Läsion erfordern. Bei Blutungen aus vital bedeutsamen Arterien wie der Arteria mesenterica superior oder der Arteria hepatica communis kann keine Embolisation erfolgen. In diesen Fällen ist nach der Lokalisation der Blutungsquelle durch die Angiografie entweder eine Gefäßstentimplantation [50] oder eine sofortige Operation erforderlich.

Die interventionellen Verfahren sind mit vergleichsweise geringem Zeitaufwand und zum Teil sogar am Krankenbett durchführbar. Sie haben deshalb nach Lang et al. [51] vor allem in der Notfallsituation und beim kritisch Kranken einen hohen Stellenwert. Wenngleich in einigen Fällen damit keine definitive Therapie gelingt, kann oft zumindest ein Zeitgewinn zur Stabilisierung des Patienten für eine elektive oder frühelektive Operation erzielt werden.

Chirurgische Therapie

Vergleichende Untersuchungen zwischen interventionellen und chirurgischen Therapieverfahren von Pankreaspseudozysten liegen nicht vor. In Anbetracht der Möglichkeiten und Ergebnisse der interventionellen Therapie erscheint das chirurgische Vorgehen bei Pankreaspseudozysten vor allem dann indiziert, wenn zusätzlich andere, mit interventionellen Verfahren nicht behandelbare Pankreas(gang)veränderungen vorliegen. Als solche sind insbesondere hochgradige Pankreasgangstenosen, derbe Stenosen des Ductus choledochus und Duodenalstenosen zu nennen. Eine weitere primäre Indikation zur Operation ergibt sich bei Verdachtsmomenten auf das Vorliegen eines zystischen Pankreastumors (Abb. 2, 3). Die verschiedenen chirurgischen Therapieverfahren bei Pankreaspseudozysten sind in Tabelle 3 aufgelistet. In den meisten Zentren wird als Standardoperation die *Pseudozystojejunostomie* angesehen, die mit einer nach Roux ausgeschalteten Jejunalschlinge angelegt wird. Bei wesentlichen Pankreasgangveränderungen kann die Operation mit einer Pankreatikojejunostomie kombiniert werden. Weitere Möglichkeiten bestehen in der Anlage einer *Pseudozystogastro-* oder *-duode-*

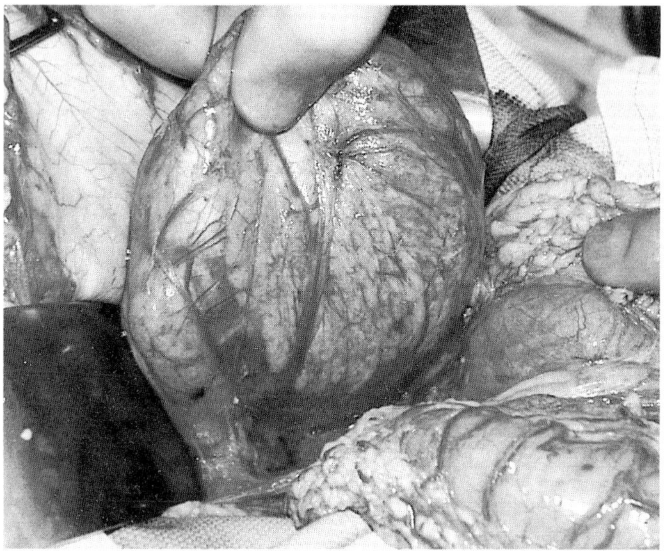

Abb. 3. Intraoperativer Befund bei einer 33-jährigen Patientin mit einer zystischen Läsion in Corpus et Cauda pancreatis. Einweisungsdiagnose: Pankreaspseudozyste. Cave: keine Pankreatitisanamnese, keinerlei entzündliche Veränderungen im und am Pankreas; somit Diagnose einer Pseudozyste fraglich. Schnellschnittbefund: muzinöses Zystadenom. Es erfolgte eine Pankreaslinksresektion als adäquate Tumortherapie.

nostomie. Vergleichende Untersuchungen über den Stellenwert der einzelnen chirurgischen inneren Drainageverfahren (Anastomosierung mit dem Jejunum versus Magen oder Duodenum) existieren nicht. Neben dem Klinikstandard spielen bei dieser Entscheidung auch die Lokalisation der Pseudozyste und der intraoperative Befund (z.B. Voroperation am Pankreas, Magen oder Jejunum) eine Rolle. Zur Anastomosierung ist eine feste Pseudozystenwand erforderlich. Drainageoperationen sollten am besten dann erfolgen, wenn kein akuter Pankreatitisschub vorliegt. Der Vorteil gegenüber resezierenden Verfahren liegt in der Erhaltung von funktionsfähigem Pankreasparenchym. Drainageoperationen verbieten sich aber bei Zweifeln an der Gutartigkeit des Befundes. Prinzipiell besteht auch die Möglichkeit, den Pseudozysten tragenden Pankreasabschnitt zu resezieren, z.B. als *Linksresektion* bei einer in der Cauda pancreatis lokalisierten Pseudozyste. Die Erfolgsrate der chirurgischen Therapie hinsichtlich der Beschwerdefreiheit liegt bei etwa 80%, die Komplikationsrate bei etwa 25% und die Letalität bei 0,8 (Drainageoperationen) bis 3,5% (Resektionen) [8, 31, 52–54]. Nur noch von historischer Bedeutung ist die Pseudozysten-*Marsupialisation*. Darunter versteht man das Einnähen der Pseudozystenwand in die Bauchdecken mit Eröffnung der Pseudozyste nach 2–3 Tagen. Hier resultiert immer eine externe Pankreasfistel. Hauptindikation für diese Operation waren früher Pseudozysten mit infiziertem Inhalt, die heute bevorzugt interventionell extern oder intern drainiert werden. Ein Vorteil der chirurgischen gegenüber den interventionellen Verfahren besteht in der Möglichkeit der Entnahme von repräsentativem Biopsiematerial aus der Zystenwand für die histologische (Schnellschnitt-)Diagnostik (Abb. 3).

Tab. 3. Operative Therapiemöglichkeiten bei Pankreaspseudozysten [nach 1]

Pseudozystojejunostomie
Pseudozystogastrostomie
Pseudozystoduodenostomie
Resektion des pseudozystentragenden Pankreasabschnitts
(Marsupialisation)

Einsatz von Octreotid

Zur Therapie von Pankreaspseudozysten mit Octreotid liegen bisher nur unkontrollierte Daten und keine Plazebo-kontrollierten Studien vor. Gullo und Barbara [32] beschrieben 7 Patienten mit Pseudozysten bei chronischer Pankreatitis, bei denen durch eine Therapie mit Octreotid 0,1 mg 3-mal täglich s.c. über 14 Tage bei 4 von 7 Patienten eine Größenreduktion von 29–52% erreicht wurde. Bei den erfolgreich therapierten Pseudozysten lag keine sonografisch ausmessbare dicke Wand vor, was als günstiges Zeichen eines Therapieansprechens diskutiert wurde. Einzelne Fallberichte weisen darauf hin, dass Pankreaspseudozysten bei Kindern möglicherweise besonders gut auf Octreotid ansprechen [33, 55]. Die Studien zur Kombination von perkutaner Drainage und Octreotidgabe, die eine Erfolgsrate von 87–100% aufweisen, sind ebenfalls unkontrolliert [29, 30, 55]. Die verwendeten Dosierungen zwischen 0,05 und 1,0 mg 3-mal täglich s.c. über eine Dauer von 2 Wochen bis zu 15 Monaten zeigen, dass ein standardisiertes Vorgehen bisher nicht absehbar ist. Anhand der eigenen und der wenigen publizierten Erfahrungen halten wir aktuell bei Erwachsenen einen Therapieversuch mit Octreotid vor allem dann für indiziert, wenn es sich um postakute Pseudozysten jüngeren Alters handelt. Patienten mit einer zusätzlichen Fistel scheinen davon besonders zu profitieren. Die Rolle der exokrinen Pankreasfunktion für das Therapieansprechen auf Octreotid wurde bisher bei dieser Indikation nicht untersucht. Auch für die Kombination von Octreotid mit interventionellen internen Drainageverfahren liegen bisher keine Daten vor.

Schlussfolgerungen

Die Erstellung eines sinnvollen Flussdiagramms zum differentialtherapeutischen Vorgehen bei Pankreaspseudozysten erscheint uns mangels kontrollierter Studien und in Anbetracht der sehr individuellen Symptom- und Befundkonstellationen nicht möglich. Stattdessen sollen einige uns sinnvoll erscheinende Vorgehensweisen abschließend zusammengefasst werden.

1. Nicht jede zystische Läsion des Pankreas ist eine Pseudozyste. Insbesondere bei Patienten mit fehlender Pankreatitisanamnese sollte an das Vorliegen eines zystischen Pankreastumors gedacht werden.
2. Das wichtigste Entscheidungskriterium für eine Therapie ist die Beschwerdesymptomatik des Patienten und keinesfalls die Größe der Pseudozyste. Mit zunehmender Größe steigt aber die Wahrscheinlichkeit für das Auftreten von Beschwerden bzw. Komplikationen.
3. Für die Differentialtherapie zwischen interventionellen und operativen Therapieverfahren stellt die ERCP/MRCP eine unverzichtbare und die Endosonografie eine sehr hilfreiche Untersuchungsmethode dar. Die interventionellen Therapieverfahren sollten in erster Linie beim Fehlen hochgradiger Pankreas- oder Gallengangstenosen angewandt werden.
4. Die Indikationen für den Einsatz der einzelnen interventionellen Therapieverfahren zeigen mangels kontrollierter Vergleiche deutliche Überlappungen («Optionen»), so dass die lokale Verfügbarkeit und die Expertise die Vorgehensweise mitbestimmen. Wenn möglich, sollten die internen Drainageverfahren bevorzugt werden.
5. Pseudozysten mit arterieller Gefäßarrosion sollten primär mittels Angiografie und Katheterembolisation behandelt werden. Durch mechanische Verlegung (Coils) und/oder Verklebung (Fibrinkleber, Histoacryl) des zuführenden Gefäßes bzw. eine Gefäßstentimplantation kann in vielen Fällen eine definitive Blutstillung oder zumindest ein Zeitgewinn für eine frühelektive Operation erreicht werden.
6. Das Versagen der interventionellen Therapie, der begründbare Verdacht auf das Vorliegen eines zystischen Tumors und/oder der Befund hochgradiger Gangstenosen stellen Indikationen zur operativen Therapie dar. Drainageverfahren sollten gegenüber resezierenden Methoden bevorzugt werden. Als angestrebte Standardoperation ist die Pseudozystojejunostomie anzusehen.
7. Der Stellenwert einer Octreotidtherapie ist gegenwärtig unklar. Octreotid (Richtwert: $3 \times 0{,}1$ mg/Tag über 14 Tage), eventuell in Kombination mit perkutaner Punktion oder Drainage (Richtgröße >6 cm) ist möglicherweise eine gute Therapieoption, für die es aber wenig gesicherte Daten gibt. Bevorzugt sollten unseres Erachtens derzeit Patienten mit postakuten Pseudozysten jüngeren Alters und solche mit zusätzlicher Fistelproblematik mit Octreotid behandelt werden.
8. Zusammenfassend sind interventionelle und operative Verfahren eher ergänzende als miteinander konkurrierende Methoden. «Echte» Differentialindikationen haben sich noch nicht etabliert. Insbesondere in der Notfallsituation und beim Intensivtherapiepatienten ist der interventionelle Eingriff oft das zu bevorzugende Verfahren. Chirurgische interne Drainagen werden nach wie vor als etablierter Standard angesehen, an dem sich die interventionellen Verfahren im Langzeitvergleich messen lassen müssen [7]. Wünschenswert sind deshalb in den nächsten Jahren vor allem kontrollierte Daten zu Langzeitergebnissen im Vergleich zwischen interventionellen und operativen Therapieverfahren sowie kontrollierte Studien zur Octreotidtherapie [56].

Literatur

1 Glasbrenner B, Kahl S, Schulz H-U, Grote R, Lippert H, Malfertheiner P: Standortbestimmung zur Diagnostik und Therapie von Pankreaspseudozysten. Leber Magen Darm 2000;30:114–123.
2 Schulz HU, Malfertheiner P, Lippert H: Chronische Pankreatitis; in Lippert H (Hrsg). Praxis der Chirurgie. Allgemein- und Visceralchirurgie. Stuttgart, Thieme, 1998, pp 658–667.
3 Aranha GV, Prinz RA, Esguerra AC, Greenlee HB: The nature and course of cystic pancreatic lesions diagnosed by ultrasound. Arch Surg 1983;118: 486–488.
4 Bradley EL III: Pseudocysts in chronic pancreatitis: Development and clinical implication; in Beger HG, Büchler MW, Ditschuneit H, Malfertheiner P (eds): Chronic Pancreatitis. Berlin, Springer, 1990, pp 260–268.
5 Fedorak IJ, Rao R, Prinz RA: The clinical challenge of multiple pancreatic pseudocysts. Am J Surg 1994;168:22–28.
6 Günter E, Becker D: Pankreaszysten; in Hahn EG, Riemann JF (Hrsg): Klinische Gastroenterologie; Aufl 3. Stuttgart, Thieme, 1996, pp 1208–1215.
7 Pitchumoni CS, Agarwal N: Pancreatic pseudocysts: When and how should drainage be performed? Gastroenterol Clin North Am 1999;28:615–639.
8 Flautner EL: Management of pancreatic pseudocysts; in Beger HG, Büchler MW, Malfertheiner P (eds): Standards in Pancreatic Surgery. Berlin, Springer, 1993, pp 533–539.
9 Lumsden A, Bradley EL III: Differential diagnosis and initial management of cystic pancreatic lesions. Hepatogastroenterology 1990;36:462–468.
10 Pour PM, Permert J, Mogaki M: Morphology of pancreatic exocrine tumors; in Beger HG, Büchler MW, Malfertheiner P (eds): Standards in Pancreatic Surgery. Berlin, Springer, 1993, pp 567–572.
11 Warshaw AL, Rutledge PL: Cystic tumors mistaken for pancreatic pseudocysts. Ann Surg 1987;205: 393–398.
12 George DH, Murphy F, Michalski B, Ulmer G: Serous cystadenocarcinoma of the pancreas: A new entity? Am J Surg Pathol 1989;13:61–66.
13 Yoshimi N, Sugie S, Tanaka T, Aijin W, Bunai Y, Tatematsu A, Okada T, Mori H: A rare case of serous cystadenocarcinoma of the pancreas. Cancer 1992;69:2449–2453.
14 Becker WF, Welsh RA, Pratt HS: Cystadenoma and cystadenocarcinoma of the pancreas. Ann Surg 1965;161:845–863.
15 Howard JM: Cystic neoplasms and true cysts of the pancreas. Surg Clin North Am 1989;69:651–655.
16 Koito K, Namieno T, Nagakawa T, Shyonai T, Hirokawa N, Morita K: Solitary cystic tumor of the pancreas: EUS-pathologic correlation. Gastrointest Endosc 1997;45:268–276.
17 Hammel P, Voitot H, Vilgrain V, Levy P, Ruszniewski P, Bernades P: Diagnostic value of CA 72-4 and carcinoembryonic antigen determination in the fluid of pancreatic cystic lesions. Eur J Gastroenterol Hepatol 1998;10:345–348.
18 Pinto MM, Meriano FV: Diagnosis of cystic pancreatic lesions by cytologic examination and carcinoembryonic antigen and amylase assays of cyst contents. Acta Cytol 1991;35:456–463.
19 Bradley EL III, Clements JL Jr, Gonzales AC: The natural history of pancreatic pseudocysts: A unified concept of management. Am J Surg 1979;137:135–141.
20 Yeo CJ, Bastidas JA, Lynch-Nyhan A, Fishman EK, Zinner MJ, Cameron JL: The natural history of pancreatic pseudocysts documented by computed tomography. Surg Gynecol Obstet 1990;170:411–417.
21 Vitas GJ, Sarr MG: Selected management of pancreatic pseudocysts: Operative versus expectant management. Surgery 1992;111:123–130.

22 Lankisch PG, Löhr-Happe A: Pseudocysts in chronic pancreatitis: Natural course; in Beger HG, Büchler MW, Malfertheiner P (eds): Standards in Pancreatic Surgery. Berlin, Springer, 1993, pp 511–519.

23 Gouyon B, Levy P, Ruszniewski P, Zins M, Hammel P, Vilgrain V, Sauvanet A, Belghiti J, Bernades P: Predictive factors in the outcome of pseudocysts complicating alcoholic chronic pancreatitis. Gut 41; 1997:821–825.

24 Holstege A, Schölmerich J: Das endoskopische Management von Pankreaserkrankungen. Internist 1996;37:800–816.

25 Williams KJ, Fabian TC: Pancreatic pseudocysts: Recommendations for operative and nonoperative management. Am Surg 1992;58:199–205.

26 Sanfey H, Aguilar M, Jones RS: Pseudocysts of the pancreas, a review of 97 cases. Am Surg 1994;60: 661–668.

27 Schwerk WB, Görg K, Görg C, Richter G, Rothmund M: Perkutane Punktionen und Drainagen von Pankreaspseudozysten. Z Gastroenterol 1989; 27:432–437.

28 Grosso M, Gandini G, Cassinis MC, Regge D, Righi D, Rossi P: Percutaneous treatment (including pseudocystogastrostomy) of 74 pancreatic pseudocysts. Radiology 1989;173:493–497.

29 Barkin JS, Reiner DK, Deutch E: Sandostatin for control of catheter drainage of pancreatic pseudocysts. Pancreas 1991;6:245–248.

30 D'Agostini HB, van Sonnenberg E, Sanchez RB, Goodacre BW, Villaveiran RG, Lyche K: Treatment of pancreatic pseudocysts with percutaneous drainage and octreotide. Work in progress. Radiology 1993;187:685–688.

31 Pavlovsky M, Perejaslov A, Chooklin S, Dovgan Y: Current management of pancreatic pseudocysts. Hepatogastroenterology 1998;45:846–848.

32 Gullo L, Barbara L: Treatment of pancreatic pseudocysts with octreotide. Lancet 1991;338:540–541.

33 Mulligan C, Howell C, Hatley R, Martindale R, Clark J: Conservative management of pediatric pancreatic pseudocyst sing octreotide acetate. Am Surg 1995;61:206–209.

34 Hancke S, Henriksen FW: Percutaneous pancreatic cystogastrostomy guided by ultrasound scanning and gastroscopy. Br J Surg 1985;72:916–917.

35 Heyder N, Günter E, Hahn EG: Endoskopisch-sonographisch geführte zystogastrale Katheterdrainagen pankreatogener Flüssigkeitsansammlungen. Z Gastroenterol 1992;30:553-557.

36 Sever M, Vidmar D, Surlan M, Pleskovic A, Visnar-Perovic A: Percutaneous drainage of pancreatic pseudocyst into the stomach. Surg Endosc 1998; 12:1249–1253.

37 Cremer M, Deviere J, Engelholm L: Endoscopic management of cysts and pseudocysts in chronic pancreatitis: Long-term follow-up after 7 years of experience. Gastrointest Endosc 1989;35:1-9.

38 Sahel J: Endoscopic drainage of pancreatic cysts. Endoscopy 1991;23:181–184.

39 Smits ME, Rauws EAJ, Tytgat GNJ, Huibregtse K: The efficacy of endoscopic treatment of pancreatic pseudocysts. Gastrointest Endosc 1995;42:202–207.

40 Binmoeller KF, Seifert H, Walter A, Soehendra N: Transpapillary and transmural drainage of pancreatic pseudocysts. Gastrointest Endosc 1995;42:219–224.

41 Dohmoto M, Rupp KD, Hünerbein M, Schlag PM: Endoskopische Drainage von Pankreaspseudozysten. Dtsch Med Wochenschr 1995;120:1647–1651.

42 Pfaffenbach B, Langer M, Stabenow-Lohbauer U, Lux G: Endosonographisch geführte transgastrale Drainage von Pankreaspseudozysten. Dtsch Med Wochenschr 1998;123:1439–1442.

43 Beckingham IJ, Krige JE, Bornman PC, Terblanche J: Long term outcome of endoscopic drainage of pancreatic pseudocysts. Am J Gastroenterol 1999; 94:71–74.

44 Baron TH, Thaggard WG, Morgan DE, Stanley RJ: Endoscopic therapy for organized pancreatic necrosis. Gastroenterology 1996;111:755–764.

45 Dohmoto M, Rupp KD: Endoscopic drainage of pancreatic pseudocysts. Surg Endosc 1992;6:118–124.

46 Barthet M, Sahel J, Bodiou-Bertai C, Bernard JP: Endoscopic transpapillary drainage of pancreatic pseudocysts. Gastrointest Endosc 1995;42:208–213.

47 Catalano MF, Geenen JE, Schmalz MJ, Johnson GK, Dean RS, Hogan WJ: Treatment of pancreatic pseudocysts with ductal communication by transpapillary pancreatic duct endoprothesis. Gastrointest Endosc 1995;42:214–218.

48 Allgaier HP, Blum U, Haag K, Flugel P, Schwacha H, Langer M, Blum HE: Hemosuccus pancreaticus – seltene Ursache einer oberen gastrointestinalen Blutung. Erfolgreiche Therapie durch radiologisch-interventionelle Embolisation der Arteria lienalis in zwei Fällen. Dtsch Med Wochenschr 1996;121: 1158–1162.

49 Wagner J, Messmer P, Herzog U, Pippert H, Harder F, von Flüe M: Hämorrhagische Pseudocysten und Pseudoaneurysmen bei Pankreatitis. Diagnostik und Therapie. Chirurg 1998;69:48–54.

50 Bürger T, Halloul Z, Meyer F, Grote R, Lippert H: Emergency stent-graft repair of a ruptured hepatic artery secondary to local postoperative peritonitis. J Endovasc Ther 2000;7:324–327.

51 Lang EK, Paolini RM, Pottmeyer A: The efficacy of palliative and definitive percutaneous versus surgical drainage of pancreatic abscesses and pseudocysts: A prospective study of 85 patients. South Med J 1991;84:55–64.

52 Prinz RA: Pseudocyst drainage in chronic pancreatitis; in Beger HG, Büchler MW, Ditschuneit H, Malfertheiner P (eds): Chronic Pancreatitis. Berlin, Springer, 1990, pp 426–432.

53 Roscher R: What type of pseudocyst should undergo surgery? in Beger HG, Büchler MW, Ditschuneit H, Malfertheiner P (eds): Chronic Pancreatitis. Berlin, Springer, 1990, pp 439–453.

54 Malfertheiner P, Büchler MW: Indications for endoscopic or surgical therapy in chronic pancreatitis. Endoscopy 1991;23:185–190.

55 Bosman-Vermeeren JM, Veereman-Wauters G, Broos P, Eggermont E: Somatostatin in the treatment of a pancreatic pseudocyst in a child. J Pediatr Gastroenterol Nutr 1996;23:422–425.

56 Mössner J, Keim V, Niederau C, Büchler MW, Singer MV, Lankisch PG, Göke B: Leitlinien zur Therapie der chronischen Pankreatitis. Z Gastroenterol 1998;36:359–367.

Chirurgische Gastroenterologie Interdisziplinär

Hauptthema · Main Topic

Chir Gastroenterol 2001;17:319–323

Klassische Resektionsverfahren bei chronischer Pankreatitis

H.D. Saeger F. Dobrowolski S. Kersting D. Ockert

Klinik und Poliklinik für Viszeral-, Thorax- und Gefäßchirurgie, Universitätsklinikum Dresden

Schlüsselwörter
Chronische Pankreatitis · Duodenopankreatektomie

Zusammenfassung
Chirurgische Eingriffe werden bei 10% der Patienten mit Komplikationen der chronischen Pankreatitis erforderlich. Neben Ableitungsoperationen kommt bei fokaler Akzentuierung der Erkrankung die Resektion von Teilen der Bauchspeicheldrüse zum Einsatz. Entzündliche Tumoren des Korpus und des Schwanzbereichs werden durch linksseitige Resektion, wenn möglich Milz erhaltend, entfernt. Zu den klassischen Resektionsverfahren von Pankreaskopfprozessen gehören die Duodenopankreatektomie (DPE) nach Kausch-Whipple und die Pylorus erhaltende Kopfresektion (PPPD). Im eigenen Krankengut wurden von Oktober 1993 bis Mai 2001 373 Patienten mit chronischer Pankreatitis behandelt. 104 Patienten wurden reseziert (27,9%). Neben 13 Linksresektionen, davon 5 Milz erhaltend, wurden 91 DPE durchgeführt (54 Kausch-Whipple, 37 PPPD). Von den 91 Patienten, die einer DPE unterzogen wurden, hatten 25,2% der Patienten einen Diabetes mellitus. Konservativ unbeeinflussbare Schmerzen bestanden in 93% der Fälle, ein Verschlussikterus war bei einem Drittel der Patienten aufgetreten. Der Gewichtsverlust in dieser Gruppe betrug median 14 (3–30) kg. Nach der Operation traten bei 28 Patienten (30,8%) Komplikationen auf. Fünf Patienten aus dieser Gruppe mussten reoperiert werden, keiner verstarb im postoperativen Verlauf. Für die Langzeitergebnisse konnten in einem Beobachtungszeitraum von median 20 Monaten bisher 49 Patienten nachuntersucht werden. Vier Patienten (8,2%) waren nach einer medianen Überlebenszeit von 22 Monaten verstorben. Von den verbleibenden 45 Patienten nach DPE hatten 51,1% im Median 7 (1–27) kg an Gewicht zugenommen. Postoperativ ist ein De-novo-Diabetes in 5 Fällen (11,1%) aufgetreten. Dreimal (6,1%) war nach DPE kein Diabetes mehr nachweisbar, 61,5% der Patienten wurden wieder arbeitsfähig. Wenn auch die untersuchte Patientengruppe noch klein ist, Spätergebnisse bisher nur an einem Teil der Behandelten erhoben werden konnten und der Vergleich verschiedener Serien nicht zulässig ist, scheint die klassische DPE bei der Kopfpankreatitis nach wie vor ein vertretbares Operationsverfahren zu sein.

Key Words
Chronic pancreatitis · Duodenopancreatectomy

Summary
Classic Resection Procedures in Patients with Chronic Pancreatitis
Surgery is needed in 10% of patients with chronic pancreatitis. In cases with focal inflammation of the pancreatic head or tail, bypass procedures or partial resections are performed. If possible, the left part of the pancreas is resected, with preservation of the spleen. Duodenopancreatectomy (DPE) according to Kausch-Whipple and the pylorus-preserving resection of the pancreatic head (PPPD) belong to the classic resections. Between October 1993 and May 2001, 373 patients with chronic pancreatitis were admitted to our department. Resection was necessary in 104 patients (27.9%). 13 left-sided resections, with splenic preservation in 5 cases, and 91 DPE were performed, 54 of them as Kausch-Whipple operations and 37 as PPPD. In the group of 91 DPE, 25.2% of the patients were diabetic and 93% suffered from conservatively uncontrollable pain. One third of the patients presented with obstructive jaundice and median weight loss of 14 (3–30) kg. Early postoperative complications were observed in 28 cases (30.8%); no patient died. Up to now long-term results could be achieved in 49 patients, with a median follow-up of 20 months. Four patients (8.2%) died after a median survival time of 22 months. 51.1% of the 45 survivors after DPE gained 7 (1–27) kg of weight. De novo diabetes occurred postoperatively in 5 patients (11.1%). In 3 patients (6.1%) diabetes disappeared postoperatively, 61.5% returned to work. Although this group is small, long-term results are still incomplete and the comparison of different series does not allow to draw any significant conclusions, the classic DPE for chronic pancreatitis still seems to lead to quite remarkable results.

KARGER

Fax +49 761 4 52 07 14
E-mail Information@Karger.de
www.karger.com

Accessible online at:
www.karger.com/journals/cga

Prof. Dr. H.D. Saeger
Klinik und Poliklinik für Viszeral-, Thorax- und Gefäßchirurgie
Universitätsklinikum Carl Gustav Carus
Technische Universität Dresden
Fetscherstraße 74, D-01307 Dresden
Tel. +49 351 458-27 42, Fax -43 95 – E-mail hans-detlev.saeger@mailbox.tu-dresden.de

Die chronische Pankreatitis ist in mehr als 80% auf einen Alkoholabusus zurückzuführen. Entsprechend wird die Langzeitprognose insgesamt ungünstig eingeschätzt. 20–50% der Patienten sterben innerhalb von 10 Jahren an den Folgen der Erkrankung und an anderen Begleitkrankheiten [1]. Eine kausale Therapie ist trotz intensiver Forschungsarbeiten bislang nicht bekannt. Die Behandlungsstrategien richten sich deshalb gegen die Komplikationen des Krankheitsbildes. Dazu gehören besonders Schmerzen sowie mechanische Abflussstörungen der Gallenwege und des Magen-Darm-Trakts. Blutungen sind selten, aber häufig lebensbedrohlich. Chirurgische Interventionen sollen zur Kontrolle dieser Komplikationen beitragen. Während der Effekt auf eine Reduzierung von Schmerzen und die Wiederherstellung mechanischer Behinderungen unbestritten ist, bleibt bisher unklar, ob die chirurgische Behandlung tatsächlich zur langfristigen Beeinflussung des Verlaufs beitragen und Spätkomplikationen der Erkrankung verhindern kann.
Ein weiteres Problem ist die Koinzidenz von chronischer Entzündung und Malignität im Pankreas [2]. Maligne Neoplasien der Bauchspeicheldrüse sind nicht selten mit entzündlich-fibrotischen Veränderungen des Organs verbunden. Ursache hierfür kann eine tumorbedingte Abflussbehinderung des Ductus Wirsungianus sein. Umgekehrt ist das Karzinomrisiko bei der chronischen Pankreatitis erhöht. Die präoperative Zuordnung einer soliden oder zystischen Raumforderung im Pankreas zu einem benignen oder malignen Prozess kann erschwert, in einigen Fällen unmöglich sein.
Entscheidend für den Erfolg der chirurgischen Therapie sind die richtige Indikationsstellung zur Operation, die Verfahrenswahl und nicht zuletzt die chirurgische Kompetenz. Das Operationsziel besteht in der Beherrschung der genannten Komplikationen unter Berücksichtigung der potentiellen Operationsrisiken und gegebenenfalls in der Kontrolle eines Krebsleidens. Besonders in der Chirurgie der gesicherten Entzündung muss soviel wie möglich von der verbliebenen Organfunktion erhalten werden. Auch daran orientiert sich die Wahl des Operationsverfahrens.
Nicht selten präsentiert sich die chronische Pankreatitis mit einer lokal akzentuierten Tumorformation. Unter den genannten Umständen ist dann die Resektion mit den besten Erfolgschancen für die Kontrolle der krankheitsbedingten Komplikationen verbunden. Die Evaluierung der eigenen Erfahrungen soll zur Einordnung des Stellenwerts der Resektion in diesen Fällen beitragen. Zu den klassischen Resektionen zählen die Duodenopankreatektomie (DPE) und die linksseitige Resektion.

Patienten und Methoden

Im Zeitraum von Oktober 1993 bis Mai 2001 wurden 1232 Patienten wegen verschiedener Pankreaserkrankungen in die chirurgische Klinik eingewiesen, 373-mal (30,3%) war der Einweisungsgrund eine chronische Pankreatitis. Während wir in 125 Fällen (33,5%) die weitere, konservative Therapie empfohlen haben, wurden 144 Patienten (38,6%) durch Drainageverfahren behandelt. Insgesamt wurden 177 Patienten wegen chronischer Pankreatitis operiert (47,5%). Die Gruppe der Resektionen beschränkte sich schließlich auf 104 Fälle (27,9%), machte aber unter den Operierten den größten Anteil aus (104/177, 58,8%). Diese teilten sich in 91 DPE und 13 linksseitigen Teilresektionen. Die DPE erfolgte 54-mal als Kausch-Whipple- und 37-mal als Pylorus erhaltende Operation (PPPD). Seit 1999 wurde die PPPD bevorzugt eingesetzt. Das linksseitige Pankreas wurde nicht mit dem Ziel der Schmerzkontrolle durch subtotale Entfernung, sondern zur Beseitigung von zystischen oder soliden Raumforderungen in Korpus oder Schwanz reseziert.
In der Resektionsgruppe waren 55 solide (48,2%) und 49 zystische «Tumoren» (43%) Indikationen zum chirurgischen Eingriff. Daneben wurden bei inflammatorischen, zystischen Prozessen Ableitungsoperationen und interventionelle Eingriffe vorgenommen. In einer ausgewählten Gruppe von 21 Pankreaszysten und -pseudozysten wurde retrospektiv die Indikation zur Bypassoperation oder zur Resektion untersucht. Die Resektion kam bei länger bestehender Symptomatik (52 vs. 17,7 Monate), kleineren Zysten (Durchmesser 5,7 vs. 7,3 cm) und bei älteren Patienten (45,1 vs. 39,1 Jahre) zum Einsatz.
Komplikationen und Charakteristika der Patienten mit Kopfresektionen (n = 91) sind in Tabelle 1 aufgeführt.

Tab. 1. Komplikationen und Charakteristika bei 91 Patienten mit Kopfpankreatitis und Duodenopankreatektomie

Komplikation	Anzahl	
	n	%
Schmerzen	85	93,4
Gallenwegstenose	54	59,3
Verschlußikterus	30	33,0
Duodenalstenose	30	33,0
Pfortaderstenose	16	17,6
Zystische Läsion	38	41,8
Diabetes mellitus	23	25,3
Insulinpflichtig	12	52,2
Anamnesedauer (median)		
Monate	36 (3–240)	
Gewichtsverlust (median), kg	14 (3–30)	

Operationstechnik

Bei der linksseitigen partiellen Resektion des Organs (n = 13) wurde, wenn möglich, die Milz einschließlich ihrer Arterie und Vene erhalten (5/13). Alle mit dem Pankreas kommunizierenden Äste der Arteria und Vena lienalis wurden zwischen Ligaturen oder Durchstechungsligaturen durchtrennt. Bei freiem Abfluss des Pankreasgangs über die Papilla Vateri wurde der Duktus in der Resektionsebene mit einer Durchstechungsligatur versorgt. Darüber erfolgte die Übernähung des Parenchyms mit Einzelknopf- oder 8er Nähten. Das Nahtmaterial bestand immer aus 3-0 resorbierbaren, geflochtenen PGS-Fäden. Bei verschlossenem Gang oder unklaren Verhältnissen wurde die Resektionsfläche in Pankraskorpus oder -kopf mit einer nach Roux ausgeschalteten Jejunumschlinge anastomosiert (4/13). Grundsätzlich wurde die entzündliche Läsion so sparsam wie möglich reseziert, um soviel Parenchym des Pankreas wie möglich zu erhalten.
Das klassische Resektionsverfahren bei chronischer Kopfpankreatitis besteht in der DPE. Diese Operation nach Kausch-Whipple ist mit der Entfernung von Pankreaskopf, Duodenum, Gallenblase und Ductus choledochus sowie der (Teil-)Resektion des Magenantrums verbunden. Bei der

Tab. 2. Stationäre Wiederaufnahme und Reoperationen im Langzeitverlauf nach DPE bei chronischer Pankreatitis (n = 91)

Indikation	Anzahl	Reoperation
Schmerzen	2	0
Abszess, Restpankreatitis	6	2
Blutung	1	1
Ileus	4	2
Peptisches Ulkus	2	0
Patienten gesamt	10	5

PPPD bleibt der Magen einschließlich einer kurzen, proximalen Duodenalmanschette erhalten. Die Rekonstruktion wurde mit *einer* nach Roux ausgeschalteten, meist hinter der Mesenterialwurzel in den Oberbauch transponierten Jejunumschlinge durchgeführt. Der gesamte Querschnitt des Restpankreas, der Ductus hepaticus communis und das Duodenum wurden in Abständen von jeweils etwa 8 cm mit der Dünndarmschlinge anastomosiert.

Ergebnisse

Die folgenden Daten beziehen sich auf 91 Patienten, bei denen wegen chronisch entzündlicher Veränderungen der Pankreaskopf reseziert wurde. Der postoperative Krankenhausaufenthalt betrug median 14 (9–91) Tage, die Überwachung auf der Intensivstation 4 (2–62) Tage. Bei 28 Patienten (30,8%) kam es zu postoperativen Komplikationen, von denen in 5 Fällen eine Reoperation erforderlich wurde. Dabei handelte es sich 1-mal um einen postoperativen mechanischen Ileus und 4-mal um intraabdominale Blutungen. Alle Komplikationen konnten erfolgreich kontrolliert werden. Kein Patient verstarb während des Klinikaufenthalts.
Zur Erhebung der Langzeitergebnisse konnten bisher 49 Patienten nach DPE nachuntersucht werden. Die Nachbeobachtungszeit betrug median 20 (5–59) Monate. Von diesen verstarben 4 Patienten (8,2%). Die Todesursachen bestanden in einer Restpankreatitis mit Ausbildung eines pankreatogenen Aszites und Sepsis, einem rupturierten Milzarterienaneurysma, einer Lungenembolie und einem Myokardinfarkt. Die Überlebensdauer der Verstorbenen betrug median 22 Monate.
Bei 34 der verbleibenden 45 Patienten bestanden keine oder nur geringe Schmerzen (75,6%). Der Alkoholabusus sank von initial 80% postoperativ auf 37,8%. Fünf Patienten (11,1%) entwickelten postoperativ einen De-novo-Diabetes mellitus, davon waren 4 insulinpflichtig. In 3 Fällen war ein präoperativ bestehender Diabetes mellitus postoperativ nicht mehr nachweisbar. Die Einstellung auf orale Antidiabetika konnte postoperativ abgesetzt werden. In 51,1% der Fälle kam es postoperativ zu einer Gewichtszunahme, die median 7 (1–27) kg betrug. Von 26 Patienten, die präoperativ arbeitsfähig waren, nahmen 16 postoperativ die Arbeit wieder auf (61,5%).

Zehn von 91 Patienten wurden im Langzeitverlauf erneut stationär aufgenommen, davon mussten 5 aus verschiedenen Gründen operiert werden. Die Gründe für die Wiederaufnahmen und Operationen sind in Tabelle 2 aufgelistet.

Diskussion

Die chronische Pankreatitis ist nach wie vor in vieler Hinsicht ein besonderes Problem. Während die Ätiologie in mehr als 80% auf Alkoholismus zurückzuführen ist, verbleiben etwa 10% völlig unklare Ursachen für die Entstehung. Wiederum 10% müssen wegen Komplikationen der Erkrankung operiert werden [1]. Ziele dabei sind die Beseitigung unkontrollierbarer Schmerzen und mechanischer Hindernisse unter Erhaltung einer möglichst großen Menge von Pankreasgewebe. Unter der früheren Vorstellung der Entwicklung einer chronischen Pankreatitis durch Drucksteigerung im Pankreasgangsystem schien die Entlastung des Ductus pancreaticus durch Ableitungsoperationen die Methode der Wahl zu sein. Nur selten besteht allerdings die unter dieser Vorstellung zu erwartende duktale Dilatation. Die heute geforderte Weite von wenigstens 7–8 mm haben wir nur selten beobachtet. In Europa sind wir vielmehr – offenbar anders als in den USA – häufig mit einer umschriebenen Kopfpankreatitis konfrontiert. Die dann auftretenden Schmerzen durch Gewebedruck und Untergang von Nervenscheiden, verbunden mit einer Abflussbehinderung der Gallenwege und des Ductus Wirsungianus sowie einer möglichen Pfortader- und/oder Duodenalstenose werden am konsequentesten durch die Resektion oder Teilentfernung des Pankreaskopfes kontrolliert.
Mit zunehmender Erfahrung mit Resektionen in der Pankreaschirurgie konnten die Raten der Operationsletalität auf 1–3% gesenkt werden [3–8]. Immer wieder wurde zu Recht postuliert, dass eine niedrige Komplikations- und Letalitätsrate Voraussetzung dafür ist, bei dem benignen Leiden die technisch aufwendigen und mit potentiell hohem Risiko verbundenen Resektionen am Pankreas zu vertreten. Obwohl die Patienten nach lange andauernder Erkrankung durch Gewichtsverlust, Analgetikabedarf, nicht selten fortgesetzten Alkoholismus und damit reduzierten Immunstatus in schlechtem Allgemeinzustand sind, ist das Operationsrisiko bei der chronischen Pankreatitis geringer als beim Karzinom.
Für den langfristigen Therapieerfolg ist bereits die Indikationsstellung zur Resektion und damit die Selektion der Patienten von wesentlicher Bedeutung. Leidensdruck, anhaltend mechanische Abflussbehinderungen, z.B. des biliären Systems, aber auch die Compliance der Patienten fließen in den Entscheidungsprozess ein. Im eigenen Krankengut betrugen die Dauer der Schmerzanamnese median 36 Monate und der mediane Gewichtsverlust 14 kg. Die Anamnesedauer vor Entscheidung zur chirurgischen Therapie entspricht der anderer Serien [3]. Nur 27,9% der 373 eingewiesenen Patienten wurden reseziert. Daneben ist der Malignomverdacht bei um-

schriebenen Vergrößerungen im Pankreas von Bedeutung. Im eigenen Krankengut wurden 47,3% der Patienten mit entzündlichen Pankreaskopfvergrösserungen unter dem Verdacht eines malignen Tumors eingewiesen. Mit der präoperativen Diagnostik lässt sich dieser Anteil in der Regel auf 5–10% senken. Selbst unter Einsatz aller laborchemischen und bildgebenden Verfahren inklusive der Positronenemissionstomografie ist prä- und selbst intraoperativ eine definitive Zuordnung nicht immer möglich. Erst das resezierte Präparat lässt eine (relativ) sichere Einordnung zu [2, 5].

Das klassische Resektionsverfahren bei der chronischen Kopfpankreatitis ist die DPE nach Kausch-Whipple. A.O. Whipple publizierte die erste größere Serie bei chronischer Pankreatitis [9]. In den folgenden Jahrzehnten hat sich dieses Verfahren weltweit mehr und mehr durchgesetzt. Die Ergebnisse wurden kontinuierlich verbessert. Die Pylorus erhaltende DPE wurde von Traverso und Longmire vorgestellt und hat sich inzwischen weltweit etabliert [4, 6, 10]. Dennoch wurden bereits in den 70er Jahren neue Operationsmethoden entwickelt. Unter dem Eindruck einer Übertherapie mit der DPE nach Kausch-Whipple entwickelte Beger die Duodenum erhaltende Pankreaskopfresektion (DPPHR) [11], Frey reduzierte die Kopfresektion auf eine partielle Gewebeexzision [12] und Prinz propagierte die Drainageoperation des Gangsystems [13]. Die totale DPE ebenso wie die von Russell entwickelte Duodenum erhaltende totale Pankreatektomie [14] sind heute bei benigner Indikation nahezu vollständig verlassen. Ebenso spielt die unter der Vorstellung der optimalen Schmerzbeseitigung durchgeführte subtotale linksseitige Pankreasresektion bei der chronischen Pankreatitis keine Rolle mehr.

Wie ist heute der Stellenwert der verschiedenen Resektionsverfahren bei der chronischen Pankreatitis einzuordnen? Die linksseitige Resektion kommt in der Regel nur bei der seltenen, umschriebenen Schwanzpankreatitis zum Einsatz. Hier liegen überwiegend – im eigenen Krankengut waren es 11 von 13 – zystische Läsionen vor, die möglichst Milz erhaltend unter Schonung der Arteria und Vena lienalis entfernt werden [15, 16]. Die heute konkurrierenden Verfahren bei der Kopfpankreatitis sind die DPE, die DPPHR und die Operation nach Frey. Darunter ist die DPPHR die am besten dokumentierte Methode. Beger hat die Früh- und Spätergebnisse seiner Serie mit 507 Patienten im Zeitraum von 1972–1998 eingehend analysiert [3]. Der postoperative stationäre Aufenthalt betrug median 14,5 (7–87) Tage. 28 Patienten (5,6%) benötigten eine Relaparotomie, und die Operationsletalität betrug 0,8%. Diese Daten entsprechen den Ergebnissen der eigenen, noch kleinen Serie mit 14 (9–91) Tagen und 5,5% Relaparotomien. Eine Operationsletalität nach DPE trat bisher nicht auf.

Der Vorteil der Duodenum erhaltenden Verfahren wird besonders für die mittel- bis langfristigen Ergebnisse beschrieben. Tatsächlich ist die erreichte Schmerzfreiheit mit 91,3% in der Analyse von Beger den eigenen Erfahrungen mit nur 75% deutlich überlegen. Die Erklärung dafür bleibt unklar, bedeutet doch die DPE eine vollständigere Entfernung des Pankreaskopfgewebes. Für die Analyse der Spätergebnisse konnten wir bisher nur eine kleine Gruppe von 49 Patienten (53,8%) evaluieren. Die Spätletalität bei einer Nachbeobachtungszeit von 20 (5–59) Monaten betrug 8,2% (5/49) bei einer medianen Überlebenszeit der Verstorbenen von 22 Monaten. Nach einem medianen Follow-up von 5,7 Jahren nach DPPHR lag die Spätletalität bei 12,6% (49/338). Unter Beachtung der Todesursachen ist allerdings fraglich, ob eine der gebräuchlichen Operationsmethoden einen begünstigenden Einfluss auf die Spätletalität der chronischen Pankreatitis haben kann.

Die Erhaltung der Duodenalpassage (enteroinsulinäre Achse) soll insbesondere die langfristigen funktionellen Vorteile begründen. Präoperativ bestand ein Diabetes mellitus in der Gruppe der DPPHR-Patienten bei 25%, in der eigenen Patientengruppe bei 25,3% der Betroffenen. Ein postoperativer insulinpflichtiger De-novo-Diabetes trat in der ersten Gruppe bei 21% (bezogen auf alle Patienten, 64/303), nach DPE bei 13,8% der Patienten (bezogen auf die Gruppe der präoperativen Nichtdiabetiker, 19/45) auf. Eine Verbesserung des diabetischen Status wurde nach DPPHR in 11% (34/303), nach DPE in 6,7% der Fälle (3/45 Nachuntersuchungen) beobachtet. Die stationäre Wiederaufnahme war nach DPE bei 11%, nach DPPHR bei 12,5% der Patienten erforderlich. Die Rückkehr zur Arbeit war entsprechend bei 61,5% (DPE) bzw. bei 69% (DPPHR) der Betroffenen möglich. Bezogen auf das präoperative Ausgangsgewicht nahmen 51% der nachuntersuchten Patienten nach DPE median 7 kg an Gewicht zu. Präoperativ bestand bei 80% der eigenen Patienten ein Alkoholabusus, postoperativ lag die Rate bei 37,8%. Vor und nach DPPHR lagen die entsprechenden Werte bei 81 und 41%.

Wenngleich der Vergleich derart unterschiedlicher Serien keine allgemeingültigen Rückschlüsse erlaubt, so ist die Kongruenz der Daten in vieler Hinsicht doch erstaunlich. Die eigene Patientengruppe ist bisher klein, die Nachbeobachtungsperiode kurz und insbesondere die Anzahl der nachuntersuchten Patienten unvollständig. Wahrscheinlich ist, dass mit der Beobachtungszeit die Entwicklung eines Diabetes, die Spätletalität und die Anzahl der stationären Wiederaufnahmen zunehmen werden. Es wird schwer sein, die nahezu lückenlose Dokumentation des eigenen Patientenguts zu erreichen, wie dies Beger und seinen Schülern beispielhaft gelungen ist. Inzwischen liegen prospektiv randomisierte Studien zum Vergleich der Duodenum erhaltenden Methode mit der DPE vor. Die Vorteile der DPPHR versus Kausch-Whipple-Operation [17] bzw. der DPPHR versus PPPD [18] wurden beschrieben. Eine kürzlich publizierte prospektiv randomisierte Studie hat in einer vergleichenden Untersuchung den Wert einer erweiterten Frey-Operation gegenüber der Pylorus erhaltenden DPE dargestellt. Hier wurde ein Vorteil der Operation nach Frey besonders im Hinblick auf die Lebensqualität beobachtet [5]. Andere Autoren haben auch nach DPE eine nahezu normale Lebensqualität beschrieben [19]. Dabei ist der Vergleich Whipple versus PPPD offenbar ohne wesentliche Unterschiede [6].

In erfahrenen Zentren sind die verschiedenen Methoden der Pankreaskopfresektion mit Ergebnissen verbunden, die auf die chronische Pankreatitis gegenüber dem Spontanverlauf offenbar einen günstigen Einfluss haben. Die klassischen Resektionsverfahren, und hier besonders die PPPD, sind in aktuellen Untersuchungen auch bezüglich der längerfristigen funktionellen Befunde gegenüber früheren Ergebnissen mit der Kausch-Whipple-Operation eindeutig verbessert. Die Duodenalpassage ist bei der DPPHR und der Frey-Operation für das Pankreassekret nicht zu erhalten. In den Fällen, die eine zusätzliche Dekompression der Gallenwege benötigen, fließen Galle und Pankreassekret in eine nach Roux ausgeschaltete Dünndarmschlinge. In der von Beger publizierten Serie war dies in 24% der Operationen erforderlich. Inwieweit hier das in seiner Kontinuität erhaltene, aber wenigstens partiell denervierte Duodenum in der ursprünglichen Funktion wirksam werden kann, ist fraglich.

Bleibt schließlich der – wenn auch kleine – Anteil des ungeklärten Karzinomverdachts. In diesen Fällen sollte primär die DPE zur Anwendung kommen. Unter Berücksichtigung der derzeitigen Erkenntnisse und der noch offenen Fragen haben neben den Duodenum erhaltenden auch die klassischen Resektionsverfahren durchaus einen Stellenwert im differentialtherapeutischen Spektrum chirurgischer Resektionen bei der chronischen Pankreatitis.

Literatur

1 Buchler L, Schmidlin F, de Perrot M, Borst F, Mentha G, Morel Ph: Long-term results after surgical management of chronic pancreatitis. Hepatogastroenterology 1999;46:1986–1989.

2 Saeger HD, Schwall G, Trede M: Die partielle Duodenopankreatektomie nach Whipple – Stellenwert in der Behandlung der chronischen Pankreatitis. Zentralbl Chir 1995;120:287–291.

3 Beger HG, Schlosser W, Friess HM, Büchler MW: Duodenum-preserving head resection in chronic pancreatitis changes the natural course of the disease. A single-center 26-year experience. Ann Surg 1999;230:512–523.

4 Braasch JW, Rossi RL: Partial pancreatoduodenectomy for chronic pancreatitis; in Trede M, Carter DC (eds): Surgery of the Pancreas. New York, Churchill Livingstone, 1997, pp 357–367.

5 Izbicki JR, Bloechle C, Broering DC, Knoefel WT, Kuechler T, Broelsch CE: Extended drainage versus resection in surgery for chronic pancreatitis. A prospective randomized trial comparing the longitudinal pancreaticojejunostomy combined with local pancreatic head excision with the pylorus-preserving pancreatoduodenectomy. Ann Surg 1998; 228:771–779.

6 Jimenez RE, Fernandez-del-Castillo C, Rattner DW, Chang YC, Warshaw AL: Outcome of pancreaticoduodenectomy with pylorus preservation or with antrectomy in the treatment of chronic pancreatitis. Ann Surg 2000;231:293–300.

7 Trede M, Schwall G, Saeger HD: Survival after pancreaticoduodenectomy: 118 consecutive resections without an operative mortality. Ann Surg 1990;221:447–458.

8 Yeo CJ, Cameron JL, Sohn TA, et al: Six hundred fifty consecutive pancreaticoduodenectomies in the 1990s: Pathology, complications, outcomes. Ann Surg 1997;226:248–260.

9 Whipple AO: Radical surgery for certain cases of pancreatic fibrosis associated with calcerous deposits. Ann Surg 1946;124:991–1006.

10 Traverso LW, Longmire WP: Preservation of the pylorus in pancreaticoduodenectomy. Surg Gynecol Obstet 1978;146:959–962.

11 Beger HG, Witte C, Kraas E, Bittner R: Erfahrung mit einer das Duodenum erhaltenden Pankraskopfresektion bei chronischer Pankreatitis. Chirurg 1980;51:303–309.

12 Frey CF, Smith JG: Description and rationale of a new operation for chronic pancreatitis. Pancreas 1987;2:701–707.

13 Prinz RA, Greenlee HB: Pancreatic duct drainage in 100 patients with chronic pancreatitis. Ann Surg 1981;194:313–320.

14 Russell RCG: Total pancreatoduodenectomy for chronic pancreatitis; in Trede M, Carter DC (eds): Surgery of the Pancreas. New York, Churchill Livingstone, 1997, pp 369–378.

15 Lillemoe KD, Kaushal S, Cameron JL, Sohn TA, Pitt HA, Yeo CJ: Distal pancreatectomy: Indications and outcomes in 235 patients. Ann Surg 1999; 229:693–700.

16 Schlosser W, Rueck B, Schoenberg MH, Beger HG: Pankreaslinksresektion bei chronischer Pankreatitis – mit oder ohne Splenektomie ? Langenbecks Arch Chir Kongressbericht 1997;suppl II:1084–1086.

17 Klempa I, Spatny M, Menzel J, Baca I, Nustede R, Stöckmann F, Arnold W: Pankreasfunktion und Lebensqualität nach Pankreaskopfresektion bei der chronischen Pankreatitis. Chirurg 1995;66:350–359.

18 Buechler MW, Friess H, Müller MM, Beger HG: Randomized trial of duodenum preserving pancreatic head resection versus pylorus-preserving Whipple in chronic pancreatitis. Am J Surg 1995; 169:65–70.

19 Huang JJ, Yeo CJ, Sohn TA, Lillemoe KD, Sauter PK, Coleman JA, Hruban RH, Cameron JL: Quality of life and outcomes after pancreaticoduodenectomy. Ann Surg 2000;231:890–898.

Chirurgische Gastroenterologie Interdisziplinär

Hauptthema · Main Topic

Chir Gastroenterol 2001;17:324–328

Modifikationen der Duodenum erhaltenden Pankreaskopfresektion als chirurgische Option bei chronischer Pankreatitis

W.T. Knoefel T. Strate J.R. Izbicki

Abteilung für Allgemeinchirurgie, Universitätsklinikum Hamburg-Eppendorf, Hamburg

Schlüsselwörter
Chronische Pankreatitis · Duodenum erhaltende Pankreaskopfresektionen

Zusammenfassung
Die chirurgische Intervention bei chronischer Pankreatitis ist eine allgemein akzeptierte Vorgehensweise, da in ausgewiesenen Zentren die Operationen mit exzellenten Langzeitergebnissen und guter Kontrolle der Organ assoziierten Probleme durchgeführt werden können. Nach der Einführung der Duodenum erhaltenden Pankreaskopfresektion durch Beger vor beinahe drei Jahrzehnten wurden viele Variationen der Operation beschrieben. Neben der Beger-Operation und der limitierten Pankreaskopfexzision mit Gangschlitzung nach Frey konnten keine weiteren Modifikationen ihre Wirksamkeit durch randomisierte Studien belegen. Durch diese beiden Operationsvarianten können erwähnte Probleme auch langfristig effektiv bei geringer Morbidität und nahezu ohne Letalität beseitigt werden. Sie gelten neben den klassischen Resektionsverfahren zur Zeit als Standardverfahren.

Key Words
Chronic pancreatitis · Duodenum-preserving pancreatic head resections

Summary
Modifications of Duodenum-Preserving Pancreatic Head Resection as Surgical Option in Patients with Chronic Pancreatitis
Surgery for chronic pancreatitis has gained wide acceptance because of excellent results regarding pain alleviation and control of complications arising from adjacent organs. After the introduction of duodenum-preserving pancreatic head resection by Beger almost three decades ago, many modifications have been proposed, evaluated and compared. Besides the Beger and Frey procedure, none of the modifications have been properly evaluated in a prospective randomized trial. Both procedures managed to relief the outlined problems while achieving low operative mortality and morbidity. Apart from partial pancreatoduodenectomy, only the operations according to Beger and Frey can be considered standard procedures in chronic pancreatitis.

Einleitung

Die Behandlung von Patienten, die an Komplikationen einer chronischen Pankreatitis leiden, ist eine große chirurgische Herausforderung [1]. Das für den Betroffenen beeindruckendste und schwerwiegendste Symptom der Erkrankung ist der chronische Schmerz, welcher häufig bereits zu einem Schmerzmittelabusus geführt hat, bevor ein Facharzt konsultiert wurde. Therapeutische Ansätze zielen daher hauptsächlich auf eine Schmerzerleichterung und die Behandlung von Organ bedingten Komplikationen. Alkoholkarenz beendet die fortschreitende Organzerstörung nicht [2]. Operative Verfahren allerdings haben ihre eigenen Risiken, so dass eine differenzierte Betrachtung hinsichtlich der Operationsindikation notwendig wird.

Die operative Therapie der chronischen Pankreatitis hat in den letzten Jahrzehnten ihre Höhen und Tiefen erlebt [3–6]. Anfangs waren die Risiken der Pankreaschirurgie hoch

KARGER
Fax +49 761 4 52 07 14
E-mail Information@Karger.de
www.karger.com

Accessible online at:
www.karger.com/journals/cga

Prof. Dr. J.R. Izbicki
Abteilung für Allgemeinchirurgie
Universitätskrankenhaus Hamburg-Eppendorf
Martinistraße 52, D-20246 Hamburg (Deutschland)
Tel. +49 40 42803-2401, Fax -4995
E-mail izbicki@uke.uni-hamburg.de

[7–11]. Allerdings waren viele Chirurgen ungeduldig genug, das chronisch entzündliche und vergrößerte Pankreas anzugehen. Die pathophysiologischen Grundlagen der chronischen Pankreatitis waren und sind bis heute wenig verstanden. Daher war es schwierig, ein geeignetes chirurgisches Verfahren zu entwickeln. Die riskanten, nicht «evidence-based» chirurgischen Verfahren, schlechtes Timing und inadäquates Erheben von Langzeitergebnissen führten zu einem eher abwartenden Verhalten oder der Anwendung alternativer endoskopischer Methoden.

Nachdem wir in den letzten 10 Jahren eine verbesserte Erfassung der Langzeitergebnisse beobachteten [12, 13], können wir heute aus den Bemühungen der Vergangenheit profitieren und die Resultate der unterschiedlichen chirurgischen Verfahren, die in der letzten Dekade Anwendung fanden, miteinander vergleichen.

Indikationen für chirurgische Therapie

In Tabelle 1 sind die allgemein akzeptierten, häufigen Indikationen für ein chirurgisches Vorgehen bei chronischer Pankreatitis aufgelistet. Idealerweise sollte ein chirurgisches Vorgehen alle genannten Probleme lösen können. Gleichzeitig, und nicht minder bedeutsam, sollte sich die Lebensqualität durch ein chirurgisches Verfahren spürbar für den Patienten verbessern. Da die chronische Pankreatitis häufig schon im jungen Erwachsenenalter auftritt und da in der Regel kein Malignom vorliegt, muss es Ziel einer jeden Operationstechnik sein, soviel wie möglich von der exokrinen und endokrinen Funktion des Pankreas zu erhalten. Außerdem sollten Langzeitergebnisse eine niedrige Rezidivrate nachweisen. Ist der Entschluss zu einem operativen Verfahren gefallen, sind die Ziele, die durch den Eingriff erreicht werden sollen, vorher klar zu definieren.

Drainage und Resektion sind die Hauptprinzipien der chirurgischen Therapie der chronischen Pankreatitis. Allerdings sind reine Drainage- bzw. Resektionsverfahren nicht in der Lage, alle definierten Ziele einer idealen Operation zu erreichen [14, 15].

Kombinierte Verfahren (Drainage und Resektion)

Um das Ausmaß des zu resezierenden erkrankten Gewebes zu begrenzen, wurden ausgedehnte Drainageoperationen und limitierte resezierende Operationsverfahren als Alternative zu den Prozeduren mit hohem Gewebeverlust, wie z.B. der Whipple- oder der Pylorus erhaltenden Whipple-Operation und den so genannten einfachen Drainageoperationen, eingesetzt. Diese Duodenum erhaltenden Resektionen waren auf den Pankreaskopf ausgerichtet mit dem Ziel, die Vorteile einer verbesserten Pankreasfunktion der Drainageoperationen mit denen einer besseren Schmerzbeherrschung durch Resektionsverfahren zu verbinden.

Tab. 1. Indikationen für ein chirurgisches Vorgehen bei chronischer Pankreatitis

Nicht therapierbare Schmerzen
Verdacht auf das Vorliegen eines Pankeasmalignoms
Dauerhafte Stenose des Ductus choledochus
Dauerhafte Duodenalstenose
Blutung durch arrodierte Pseudoaneurysmata oder Gefäßarrosionen, die durch interventionelle radiologische Verfahren nicht beherrscht werden können
Endoskopisch nicht therapierbare große Pankreaspseudozysten
Konservativ und endoskopisch nicht zu therapierende interne Pankreasfisteln

Die Arbeitsgruppe von Beger führte die Duodenum erhaltende Pankreaskopfresektion ein [16, 17]. Bei dieser Operation erfolgt eine subtotale Pankreaskopfresektion mit einer anschließenden Durchtrennung des Pankreas oberhalb der Pfortader. Pankreaskopf und -schwanz werden je über zwei Pankreatikojejunostomien drainiert.

Die häufigste Abwandlung dieser Operation belässt eine Pankreasbrücke oberhalb der Portalvene und der oberen Mesenterialvene [18–20]. Bei der chronischen Pankreatitis mit einem entzündlichen Pankreaskopftumor und Verdrängung oder Kompression der mesenterikoportalen Venenachse stellt dieser operative Schritt den anspruchvollsten Teil der Operation dar. Die Modifikation erleichtert das operative Vorgehen weiter, da nur eine Pankreatikojejunostomie durchgeführt werden muss. Das Ausmaß der Resektion ist durch die Erkrankung vorgegeben, wobei der vergrößerte und entzündete Pankreaskopf immer vollständig dekomprimiert werden sollte. Die Mortalitätsrate liegt in erfahrenen Händen zwischen 0 und 3% [18, 19, 21]. Sie ist vergleichbar mit den Ergebnissen der partiellen Pankreatoduodenektomie (Whipple-Operation) und der Pylorus erhaltenden Whipple-Operation.

Weitere Modifikationen des Operationsverfahrens nach Beger wurden beschrieben [22–27]. Allerdings zeigt keines dieser Verfahren bessere Ergebnisse als die erwähnten. Es handelt sich um Fallbeschreibungen ohne Berichte über Langzeitergebnisse. Im Folgenden werden diese Modifikationen beschrieben.

Modifikation nach Warren

Vier Jahre nach Begers Bericht über die Duodenum erhaltende Pankreaskopfresektion schlugen Warren et al. [22] eine Modifikation dieses Verfahrens vor. Nachdem der Pankreaskopf in gleicher Weise reseziert wird, führt man die Denervation des Pankreaskorpus und -schwanzes mittels Durchtrennung der Milzvene am Einstromgebiet der Vena mesenterica superior durch. Die Milzarterie wird nahe am Truncus coeliacus durchtrennt und die Milzdurchblutung durch die ausgeprägte Kollateralisierung (A. und V. gastroepiploicae und A.

und V. gastricae breves) gesichert. Der gesamte Lappen (Pankreas, A. und V. lienalis und anhängende Nervenfasern) wird von umgebenden Gewebe befreit, bis das Pankreas nur noch mit den Milzhilusgefäßen verbunden ist. Dieses Manöver sollte alle somatischen und autonomen Nervenfasern durchtrennen, um dauerhafte Schmerzfreiheit zu erreichen. Abschließend erfolgt die Rekonstruktion mittels Pankreatikojejunostomie.

Modifikation nach Takeda

1993 entwickelten Takeda et al. [23] eine weitere Modifikation der Duodenum erhaltenden Pankreaskopfresektion. Sie mobilisieren das Pankreas ähnlich wie beim Verfahren nach Beger, jedoch ohne Kocher-Manöver. Nach Durchtrennung des Pankreas über der Pfortader wird ein Polyvinylschlauch in den Pankreasgang eingebracht und fixiert. Nach der Dissektion der A. pancreatica anterior superior und der Resektion des Pankreaskopfs wird der Pankreasgang an der Konfluenz zum Gallengang durchtrennt und anschließend der verbleibende Pankreasgang und die Schnittfläche des Pankreas mit dem Duodenum anastomosiert.

Modifikationen nach Kimura und Sapy

Kimura et al. [24, 25] schlugen eine Modifikation mit Erhalt der Gefäßversorgung des Duodenums vor. Nach üblichem Kocher-Manöver wird das Pankreas über der Pfortader durchtrennt und von der Pars III des Duodenums reseziert. Dann wird der hintere Pankreaskopfanteil von der angrenzenden Membran entfernt, wobei die Membran intakt gelassen werden sollte, um ausreichenden Blutfluss zum Duodenum zu garantieren.

Der Pankreasgang wird an der Konfluenz zum Gallengang durchtrennt und der Pankreaskopf entlang der A. pancreaticoduodenalis anterior superior (entlang des Gallengangs, die Papilla Vateri versorgend) reseziert. Die Kontinuität wird über eine hintere Pankreatogastrostomie wiederhergestellt.

Das gleiche Rekonstruktionsverfahren wurde einige Jahre später von Sapy et al. [26] angewendet, allerdings finden sich dort keine Hinweise, wie viel Pankreasgewebe belassen wird und wie weit der Gallengang von umgebenden Pankreasgewebe befreit wird.

Modifikation nach Nakao

1998 beschriebt Nakao [27] eine Pankreaskopfresektion mit segmentaler Duodenektomie einschließlich kleiner und großer Papille. Nach einer Cholezystektomie wird das Pankreas über der Pfortader durchtrennt. Der extrapankreatische Nervenplexus zwischen Processus uncinatus und A. mesenterica superior wird erhalten. Die Aa. pancreatoduodenalis inferior anterior et posterior werden durchtrennt, ebenso der Gallengang am Pankreasoberrand. Dann kann eine segmentale Ischämie des Duodenums beobachtet werden, welche die kleine und große Papille einschließt. Das Duodenum wird nun proximal etwa 5–7 cm aboral des Pylorus und distal auf Höhe der Ligatur der A. pancreatoduodenalis inferior anterior durchtrennt. Dabei bleibt die A. gastroduodenalis komplett erhalten. Als Rekonstruktion werden eine Pankreatogastrostomie, eine Duodenoduodenostomie und eine Choledochoduodenostomie angelegt.

V-förmige ventrale Resektion

Der normale Durchmesser des Ductus Wirsungianus beträgt altersabhängig zwischen 3 und 5 mm. In der Literatur schwanken die Angaben, wann der Pankreasgang erweitert und wann verschmälert ist [28, 29]. Bei der chronischen Pankreatitis findet sich häufig ein normal weiter Pankreasgang. Um Patienten mit dieser «small duct disease» bei normal weitem Ductus Wirsungianus <3 mm Durchmesser zu behandeln, wurde eine Duodenum erhaltende Pankreaskopfresektion mit einer longitudinalen V-förmigen Resektion des Pankreas und Schlitzung des Gangs kombiniert. Die Drainage erfolgt über eine longitudinale Pankreatikojejunostomie [30].

Auswahl des optimalen Verfahrens

Die Kombination einer ausgedehnten Drainageoperation mit limitierter Resektion des Pankreaskopfs führt in Langzeitbeobachtungen bei 75–95% der Patienten zu einer befriedigenden Schmerzfreiheit [19, 21, 30–35). Es existiert nur eine randomisierte Studie, welche die Duodenum erhaltende Pankreaskopfresektion mit dem Verfahren vergleicht, des die Kontinuität des Pankreas erhält [19]. Schmerzfreiheit und verbesserte Lebensqualität waren in beiden Studienarmen gleich. Eine signifikante Verringerung der postoperativen Mortalität fand sich in der Gruppe, in der das Pankreas nicht durchtrennt wurde. In einer Nachuntersuchung (6 Jahre nach Operation) waren die exokrine (63 vs. 79% pathologisch) und die endokrine Funktion (40 vs. 58% pathologisch) in der Gruppe der limitierten Resektion mit Gangschlitzung günstiger als die in der Gruppe der Duodenum erhaltenden Pankreaskopfresektion.

In einer randomisierten Studie, in der das Beger'sche Operationsverfahren mit der Pylorus erhaltenden partiellen Pankreatoduodenektomie verglichen wurde, kamen die Autoren zu dem Schluss, dass das Beger'sche Verfahren in Bezug auf die Schmerzfreiheit überlegen sei [36]. Die endokrine Pankreasfunktion wurde dabei nicht untersucht. In zwei anderen Langzeitbeobachtungen mit randomisiertem Studiendesign und größeren Studiengruppen zeigte sich kein signifikanter Unterschied zwischen der Duodenum erhaltenden Pankreaskopfresektion und der partiellen Pankreatoduodenektomie oder der Pylorus erhaltenden partiellen Pankreatoduodenektomie in Bezug auf die Schmerzfreiheit [34, 37].

Die exokrine Funktion verschlechterte sich durch die partielle Pankreatoduodenektomie oder die Pylorus erhaltende partielle Pankreatoduodenektomie, während die Duodenum erhaltende Resektion zu keinem Abfall der exokrinen Funktion führte.

Die endokrine Funktion verschlechterte sich nach partieller Pankreatoduodenektomie und war nach Duodenum erhaltender Resektion [37] bzw. in einer anderen Studie [34] in beiden Gruppen nahezu unverändert.

Eine signifikante Verbesserung der Lebensqualität konnte für die limitierte Resektion mit ausgedehnter Drainage gegenüber der Pylorus erhaltenden partiellen Pankreatoduodenektomie gezeigt werden [34].

Schlussfolgerung

Der Pankreaskopf scheint als Schrittmacher der chronischen Pankreatitis und deren Komplikationen zu fungieren [34–38]. Ein entzündlicher Pankreaskopfprozess stellt eine Kontraindikation für die alleinige longitudinale Drainageoperation dar. Ohne Entfernung des entzündlich veränderten Pankreaskopfs ist es in der Regel unmöglich, den gesamten Pankreasgang vom Ausgang der Stenose bis zur Papille erfolgreich zu drainieren. Die erweiterten Pankreasgänge zweiter und dritter Ordnung werden in der Regel durch eine longitudinale Pankreatikojejunostomie nicht drainiert.

Bislang konnte in keiner Studie nachgewiesen werden, dass Schmerzen lediglich durch eine Erweiterung des Pankreasgangs und eine Druckerhöhung verursacht würden. Es ist höchstwahrscheinlich, dass weitere Mechanismen wie Veränderungen des Parenchyms und der darin eingelagerten neuronalen Strukturen an der Entstehung des Schmerzes beteiligt sind.

Dies alles sind Gründe, ein resezierendes Verfahren in die Therapie der chronischen Pankreatitis mit einzubeziehen und beide Therapieprinzipien, Drainage und Resektion, den pathologisch-anatomischen Gegebenheiten angepasst zu kombinieren. Dies wird idealerweise durch die verschiedenen Varianten der Duodenum erhaltenden Resektionen ermöglicht.

Die Duodenum erhaltende Pankreaskopfresektion gibt uns die Möglichkeit, die Schmerzen der chronischen Pankreatitis in einem hohe Maße positiv und nachhaltig zu beeinflussen. Ähnlich gute Ergebnisse werden nur noch durch die Whipple-Operation erbracht.

Zum Erhalt der endo- und exokrinen Organfunktion eignen sich in erster Linie Organ erhaltende Verfahren. Die Verbesserung der Lebensqualität ist daher am größten nach Duodenum erhaltender Resektion.

Die Operation, bei der das Pankreas oberhalb der Portalvene intakt gelassen wird, senkt die Morbiditätsrate und ist somit das Verfahren der Wahl bei der Mehrzahl der Patienten. Die Kombination einer limitierten Resektion mit ausgedehnter Drainage kann auf jeden Patienten leicht individuell angepasst werden, um alle Komplikationen zu beheben. Dieses Verfahren vereint die höchste Sicherheit in der chirurgischen Behandlung der chronischen Pankreatitis mit der höchst möglichen Effektivität.

Dies alles lässt die Duodenum erhaltende Pankreaskopfresektion als ideales Operationsverfahren erscheinen. Nur die strategische Planung unter Berücksichtigung der Bedürfnisse eines jeden Patienten während der Operation wird zu optimalen Ergebnissen führen.

Literatur

1 Warshaw AL: Pain in chronic pancreatitis – patients, patience, and the impatient surgeon. Gastroenterology 1984;86:987–989.
2 Ammann RW, Akovbiantz A, Largiader F: Pain relief in chronic pancreatitis with and without surgery. Gastroenterology 1984;87:746–747.
3 Frey CF, Smith GJ: Description and rationale of a new operation for chronic pancreatitis. Pancreas 1987;2:701–707.
4 Kiviluoto T, Schroder T, Lempinen M: Elective operations in chronic alcohol induced pancreatitis. Surg Gynecol Obstet 1984;159:70–74.
5 Eckhauser FE, Strodel WE, Knol JA, Harper M, Turcotte JG: Near-total pancreatectomy for chronic pancreatitis. Surgery 1984;96:599–607.
6 Prinz RA, Greenlee HB: Pancreatic duct drainage in 100 patients with chronic pancreatitis. Ann Surg 1981;194:313–320.
7 Lee YT: Surgery for carcinoma of the pancreas and periampullary structures: Complications of resectional and palliative procedures. J Surg Oncol 1984; 27:280–254.
8 Lerut JP, Gianello PR, Otte JB, Kestens PJ: Pancreaticoduodenal resection. Surgical experience and evaluation of risk factors in 103 patients. Ann Surg 1984;199:432–437.
9 Brewer KF, Proctor HJ: Surgery for chronic pancreatitis: The tailored approach. South Med J 1983; 76:1351–1353.
10 Kellum JM, Clark J, Miller HH: Pancreatoduodenectomy for resectable malignant periampullary tumors. Surg Gynecol Obstet 1983;157:362–366.
11 Sarles JC, Nacchiero M, Garani F, Salasc B: Surgical treatment of chronic pancreatitis. Report of 134 cases treated by resection or drainage. Am J Surg. 1982;144:317–321.
12 Bloechle C, Izbicki JR, Knoefel WT, Kuechler T, Broelsch CE: Quality of life in chronic pancreatitis – results after duodenum-preserving resection of the head of the pancreas. Pancreas 1995;11:77–85.
13 Frey CF, Pitt HA, Prinz RA: A plea for uniform reporting of patient outcome in chronic pancreatitis. Arch Surg 1996;131:233–234.
14 Greenlee HB, Prinz RA, Aranha GV: Long-term results of side-to-side pancreaticojejunostomy. World J Surg 1990;14:70–76.
15 Frey CF, Child CG, Fry W: Pancreatectomy for chronic pancreatitis. Ann Surg 1976;184:403–413.
16 Beger HG, Krautzberger W, Bittner R, Büchler MW, Limmer J: Duodenum preserving resection of the head of the pancreas in patients with severe chronic pancreatitis. Surgery 1985;97:467–473.
17 Beger HG, Büchler MW, Bittner R, Oettinger W, Roscher R: Duodenum-preserving resection of the head of the pancreas in severe chronic pancreatitis. Ann Surg 1989;209:273–278.
18 Frey CF, Smith GJ: Description and rationale of a new operation for chronic pancreatitis. Pancreas 1987;2:701–707.
19 Izbicki JR, Bloechle C, Knoefel WT, Kuechler T, Binmoeller KF, Broelsch CE: Duodenum preserving resections of the head of the pancreas in chronic pancreatitis – a prospective randomised trial. Ann Surg 1995;221:350–358.

20 Gloor B, Friess H, Uhl W, Büchler MW: A modified technique of the Beger and Frey procedure in patients with chronic pancreatitis. Dig Surg 2001; 18:21–25.

21 Büchler MW, Friess H, Bittner R, Roscher R, Krautzberger W, Mueller MW: Duodenum-preserving pancreatic head resection: Long-term results. J Gastrointest Surg 1997;1:13–19.

22 Warren D, Millikan WJ, Henderson JM, Hersh T: A denervated pancreatic flap for control of chronic pain in pancreatitis. Surg Gynecol Obstet 1984;159: 581–583.

23 Takada T, Yasuda H, Uchiyama K, Hasegawa H: Duodenum preserving pancreatoduodenostomy. A new technique for complete excision of the head of the pancreas with preservation of biliary and alimentary integrity. Hepatogastroenterology 1993;40: 356–359.

24 Kimura W, Muto T, Makuuchi M, Nagai H: Subtotal resection of the head of the pancreas preserving duodenum and vessels of the pancreatic arcade. Hepatogastroenterology 1996;43:1438–1441.

25 Kimura W, Morikane K, Futakawa N, Shinkai H, Han I, Inoue T: A new method of duodenum-preserving subtotal resection of the head of the pancreas based on the surgical anatomy. Hepatogastroenterology 1996;43:463–472.

26 Sapy P, Arkosy P, Szappanos M: Simple reconstructive method in cases of duodenum-preserving subtotal resection of the head of the pancreas. Hepatogastroenterology 1998;45:1870–1873.

27 Nakao A: Pancreatic head resection with segmental duodenectomy and preservation of the gastroduodenal artery. Hepatogastroenterology 1998;45:533–535.

28 Frey CF, Suzuki M, Isaji S: Treatment of chronic pancreatitis complicated by obstruction of the common bile duct or duodenum. World J Surg 1990;14: 59–69.

29 Delcore R, Rodriguez FJ, Thomas JH, Forster J, Hermeck AS: The role of pancreatojejunostomy in patients without dilated pancreatic ducts. Am J Surg 1994;168:598–602.

30 Izbicki JR, Bloechle C, Broering DC, Kuechler T, Broelsch CE: Longitudinal V-shaped excision of the ventral pancreas for small duct disease in severe chronic pancreatitis. Ann Surg 1998;227:213–219.

31 Beger HG, Büchler MW: Duodenum-preserving resection of the head of the pancreas in chronic pancreatitis with inflammatory mass in the head. World J Surg 1990;14:83–87.

32 Büchler, MW, Friess, H, Isenmann, R, Bittner, R, Beger, HG: Duodenum-preserving resection of the head of the pancreas: The Ulm experience; in: Beger HG, Büchler M, Malfertheimer P (eds): Standards in Pancreatic Surgery. Berlin, Springer, 1993, pp 436–449.

33 Izbicki JR, Bloechle C, Knoefel WT, Binmoeller KF, Soehendra N, Broelsch CE: Drainage versus Resektion in der chirurgischen Therapie der chronischen Kopfpankreatitis: Eine randomisierte Studie. Chirurg 1997;68:369–377.

34 Izbicki JR, Bloechle C, Broering DC, Knoefel WT, Kuechler T, Broelsch CE: Extended drainage versus resection in surgery for chronic pancreatitis – prospective randomised trial comparing the longitudinal pancreaticojejunostomy combined with local pancreatic head excision with the pylorus preserving pancreatoduodenectomy. Ann Surg 1998; 228:771–779.

35 Frey CF, Amikura K: Local resection of the head of the pancreas combined with longitudinal pancreaticojejunostomy in the management of patients with chronic pancreatitis. Ann Surg 1994;220:492–507.

36 Büchler MW, Friess H, Müller MW, Wheatley AM, Beger HG: Randomised trial of duodenum preserving pancreatic head resection versus pylorus preserving Whipple in chronic pancreatitis. Am J Surg 1995;169:65–70.

37 Klempa I, Spatny M, Menzel J, Baca I, Nustede R, Stoeckmann F: Pankreasfunktion und Lebensqualität nach Pankreaskopfresektion bei der chronischen Pankreatitis. Chirurg 1995;66:350–359.

38 Rossi RL, Rothschild J, Braasch JW, Munson JL, ReMine SG: Pancreatoduodenectomy in the management of chronic pancreatitis. Arch Surg 1987; 122:416–420.

Chirurgische Gastroenterologie Interdisziplinär

Hauptthema · Main Topic

Chir Gastroenterol 2001;17:329–334

Organ erhaltende Operationsverfahren bei chronischer Pankreatitis – die Duodenum erhaltende Pankreaskopfresektion

A. A. Tempia-Caliera H. Fischer R. Hennig H. Friess M. W. Büchler

Abteilung für Allgemeine Chirurgie, Viszeralchirurgie und Unfallchirurgie, Universität Heidelberg

Schlüsselwörter
Chronische Pankreatitis · Duodenum erhaltende Pankreaskopfresektion

Zusammenfassung
Die chronische Pankreatitis ist ein benigner entzündlicher Prozess des Pankreas, der zu einer dauerhaften Schädigung der Drüse sowie zu einem definitiven Verlust der Parenchymfunktion führt. Der Verlauf der Krankheit ist ein fortschreitender Vorgang, welcher mit der Entwicklung einer endokrinen bzw. exokrinen Pankreasinsuffizienz sowie einem erhöhten Risiko für die Entwicklung eines Pankreaskarzinoms verbunden ist. Chronischer Alkoholmissbrauch ist die häufigste Ursache in den westlichen Industrieländern für die Ausbildung einer chronischen Pankreatitis. Das wichtigste Frühsymptom der chronischen Pankreatitis ist der Oberbauchschmerz, welcher sich nur schwer mit Analgetika beherrschen lässt. Weitere Symptome sind Diabetes mellitus, Steatorrhöe und Gewichtsverlust. Die Diagnostik der chronischen Pankreatitis beruht gewöhnlich auf der Erhebung einer medizinischen Anamnese und der klinischen Untersuchung. Der derzeitige Goldstandard für Diagnostik und Staging beruht aber auf einer endoskopischen retrograden Cholangiopankreatografie und einer Computertomografie mit Kontrastmitteln. Auch die konventionelle Magnetresonanztomografie (MRT) in Kombination mit einer MR-Angiografie und einer MR-Cholangiopankreatikografie ist eine etablierte Alternative für Diagnostik und Staging der chronischen Pankreatitis. Indikationen für das chirurgische Eingreifen sind starke abdominale Schmerzen bei entzündlicher Pankreaskopfvergrößerung, Ductus-choledochus-Stenose, Duodenalobstruktion, Kompression der hinter dem Pankreas gelegenen Gefäße und/oder Verdacht auf Malignität. Die Duodenum erhaltende Pankreaskopfresektion (DEPKR) ist ein Organ erhaltendes Operationsverfahren, welches entwickelt wurde, um die klassische Whipple-Operation bei Patienten mit einer chronischen Pankreatitis zu vermeiden. Es eliminiert die mit der chronischen Pankreatitis verbundenen Komplikationen und führt zu einer nachhaltigen Beschwerdefreiheit bzw. Beschwerdelinderung. Bei diesem Verfahren erfolgt die Pankreaskopfresektion unter Schonung von Pankreaskorpus und -schwanz, Magen, Duodenum und extrahepatischem Gallengang. In einer eigenen Serie von 298 Patienten lag die Krankenhaussterberate bei 1%. Die häufigste perioperative Komplikation waren Blutungen bei 5,7% der Patienten. Pankreasfisteln traten bei 2,7% der Patienten auf. Eine Reoperation war für insgesamt 5,7% der Patienten notwendig. In einer anderen Studie mit 303 Patienten waren bei einer durchschnittlichen Nachbetreuung von 5,7 Jahren 91% der Patienten schmerzfrei oder nur mit minimalen Zeichen der Krankheit belastet und 69% der Patienten postoperativ wieder beruflich tätig. Die späte Mortalität lag bei 12,6%. In Anbetracht dieser Früh- und Langzeitergebnisse ist die DEPKR bei der chronischen Pankreatitis eine sichere und effektive Operationsmethode und sollte das Verfahren der Wahl für diese Patienten sein.

Key Words
Chronic pancreatitis · Duodenum-preserving pancreatic head resection

Summary
Organ-Preserving Surgical Techniques in Patients with Chronic Pancreatitis – Duodenum-Preserving Pancreatic Head Resection
Chronic pancreatitis is a benign inflammatory process of the pancreas that leads to permanent damage of the gland and loss of functional parenchyma. The evolution of the disease is progressive and associated with development of exocrine and endocrine pancreatic insufficiency, with a higher risk of developing pancreatic cancer. Alcohol abuse is the most frequent etiology for chronic pancreatitis in Western industrialized countries. The predominant symptom of chronic pancreatitis is pain, and it is often difficult to control pain sufficiently with analgesics. Other symptoms are diabetes mellitus, steatorrhea and weight loss. The diagnosis of chronic pancreatitis is usually made on a medical history, but retrograde endoscopic pancreaticography (ERCP) and an abdominal contrast-enhanced CT scan are still the gold standards for diagnosis and staging. However, the conventional MRI combined with MR angiography and MR cholangio-pancreaticography is a very challenging alternative. Indications for surgery are severe abdominal pain with pancreatic head enlargement, common bile duct stenosis, intestinal obstruction, compression of retropancreatic vessels or suspicion of malignancy. The duodenum-preserving pancreatic head resection (DPPHR) is an organ-preserving operation, which was developed to replace the Whipple procedures in patients with chronic pancreatitis. It eliminates chronic pancreatitis-related complications and leads to pain relief. In this procedure, the pancreatic head is resected subtotally, and the body and tail of the pancreas, the stomach, the duodenum, and the extrahepatic bile duct are preserved. In an own series of 298 patients, hospital mortality was 1% and the most frequent perioperative complication was bleeding in 5.7% of the patients. Pancreatic fistulas occurred in 2.7% of the patients, and the total reoperation rate was 5.7%. After an average follow-up of 5.7 years, 91% of the patients with DPPHR were free of pain or with minimal signs of disease. 63% of the patients were professionally active. Late mortality was 12.6%. DPPHR in chronic pancreatitis is a safe and effective operation procedure providing long-term pain relief in treating chronic pancreatitis-related complications. Therefore, this organ-preserving procedure should be considered as first procedure to treat chronic pancreatitis-related complications.

KARGER

Fax +49 761 4 52 07 14
E-mail Information@Karger.de
www.karger.com

Accessible online at:
www.karger.com/journals/cga

PD Dr. H. Friess
Abteilung für Allgemeine Chirurgie, Viszeralchirurgie und Unfallchirurgie
Universität Heidelberg
Im Neuenheimer Feld 110, D-69120 Heidelberg (Deutschland)
Tel +49 6221 56-6200, Fax -5450
E-mail Helmut_friess@med.uni-heidelberg.de

Einleitung

Die chronische Pankreatitis ist ein benigner entzündlicher Prozess des Pankreas, welcher zu einer dauerhaften Schädigung der Drüse sowie zu einem Verlust des Pankreasparenchyms führt. Es kommt zu einer progressiven Einschränkung der exokrinen und endokrinen Funktion und Drüsenatrophie mit oder ohne Kalzifikationen [1]. Im Verlauf ist die Krankheit ein fortschreitender Prozess, verbunden mit der Entwicklung verschiedener Grade der exokrinen und endokrinen Pankreasinsuffizienz [2, 3]. Eine schwere exokrine Pankreasinsuffizienz entwickelt sich 10–20 Jahre nach dem erstmaligen Auftreten der Krankheitssymptome und verursacht Steatorrhöe, Malabsorption, Gewichtsverlust und demzufolge Kachexie [4, 5]. Eine progrediente Verschlechterung der Insulinproduktion mit der Entwicklung eines Diabetes mellitus im Krankheitsverlauf ist häufig, obwohl das endokrine Pankreas eine größere Resistenz gegenüber der Parenchymdestruktion besitzt als das exokrine Pankreas. Bei einigen Patienten entwickelt sich aus einer chronischen Pankreatitis ein Pankreaskarzinom [6–8].

Die Ätiologie der chronischen Pankreatitis beruht in den westlichen Industriestaaten bei 70–90% der Patienten auf Alkoholmissbrauch, bei 20–25 % liegt eine idiopathische Pankreatitis vor. Andere seltenere Ursachen (Pankreas divisum, hereditäre chronische Pankreatitis) findet man in etwa 5% der Fälle [9].

Das wichtigste Frühsymptom der chronischen Pankreatitis, das bei etwa 85% der Patienten besteht, ist der rezidivierende Oberbauchschmerz. Er kann kontinuierlich oder intermittierend, stechend oder stumpf sein, sich bei Nahrungsaufnahme verschlimmern und ist oft im Epigastrium lokalisiert mit Ausstrahlung in das rechte oder linke Hypogastrium sowie in den Rücken [10, 11]. Der Schmerz bei der chronischen Pankreatitis ist medikamentös oft schlecht zu behandeln, so dass häufig Opiate eingesetzt werden müssen [12]. Der genaue Pathomechanismus der Schmerzsymptomatik bei der chronischen Pankreatitis ist heute noch nicht bekannt, es häufen sich aber Beweise dafür, dass die Schmerzen durch Veränderungen in den Pankreasnerven hervorgerufen werden (Anzahl und Durchmesser der Nerven erhöht, Zerstörung des Perineuriums) [13, 14]. Außerdem scheinen Wechselwirkungen zwischen Entzündungszellen und Pankreasnervenfasern zu bestehen, welche die Schmerzsymptomatik modulieren. Auch schmerzübertragende Neuropeptide (Substanz P, Calcitonin-gene-related Peptide), welche das Schmerzsyndrom bei der chronischen Pankreatitis zu steuern scheinen, sind in den vergrößerten Pankreasnervenfasern überexprimiert [15, 16]. Eine kürzlich erschienene Studie zeigte, dass in Gangzellen und atrophischen Azinuszellen bei der chronischen Pankreatitis ein Anstieg der Expression von NGF (nerve growth factor) auftritt, der von einer Überexpression seines Rezeptors (TrkA) in den Gefäßen und im Perineurium der vergrößerten Pankreasnerven begleitet wird [17]. Da NGF sowohl Nervenwachstum und Nervenreifung stimuliert, als auch Schmerzentwicklung und Schmerzübertragung modulieren kann, deutet dies darauf hin, dass die Zellen des geschädigten exokrinen Pankreasgewebes selbst eine Rolle in der Entwicklung der Schmerzsymptomatik bei diesen Patienten spielen [17, 18].

Andere bekannte Symptome der chronischen Pankreatitis sind Diabetes mellitus, Steatorrhöe und/oder Gewichtsverlust, welche durch die endokrine und exokrine Insuffizienz verursacht werden. Weiterhin führt die chronische Pankreatitis häufig zu einer Einbeziehung der Nachbarorgane in den Entzündungsprozess. Diese Komplikationen werden entweder von Pseudozysten oder dem entzündeten Pankreasgewebe selbst hervorgerufen, wobei das Hauptproblem meist im Pankreaskopf lokalisiert ist. Dies kann zur Kompression der Vena portae oder Vena lienalis, zur Obstruktion des Duodenums, zur Stenose des Ductus choledochus mit Cholestase, Ikterus und Cholangitis sowie auch zur Obstruktion des Ductus Wirsungianus führen.

Die Diagnostik der chronischen Pankreatitis beruht gewöhnlich auf der Erhebung einer medizinischen Anamnese mit Schmerzen im Oberbauch, wiederkehrenden Attacken einer akuten Pankreatitis bzw. klinischen Zeichen der Gelbsucht oder palpablen Pseudozysten, jedoch sind diese Symptome insgesamt sehr unspezifisch. Die endoskopische retrograde Cholangiopankreatikografie (ERCP), welche Veränderungen des Pankreashauptgangs und seiner Seitenäste zur Darstellung bringt, und die Kontrastmittel-Computertomografie (CT) sind heutzutage der Goldstandard in Diagnostik und Staging der chronischen Pankreatitis und hilfreich für die Indikationsstellung zu einem operativen Eingriff. Eine Alternative zu ERCP und CT stellt die so genannte All-in-one-Magnetresonanztomografie (MRI), bestehend aus konventioneller MRI, Angio-MR und Cholangiopankreas-MR (CPMR), dar. Ein Nachteil des MRI ist, dass eine definierte Klassifikation der dabei darstellbaren Veränderungen heute noch nicht existiert. Endokrine oder exokrine Pankreasfunktionstests sind in der Bewertung der Pankreasfunktion und zur Abschätzung des Schädigungsgrads nur bedingt hilfreich. Sie haben keinen Einfluss auf die Entscheidung, ob ein chirurgischer Eingriff notwendig ist oder nicht.

Indikationen für einen chirurgischen Eingriff

Kandidaten für eine Pankreasoperation sind Patienten mit einem chronischen Pankreatitisleiden, schlecht oder unzureichend behandelbaren abdominalen Schmerzen und mit einem radiologisch sichtbaren Entzündungsprozess im Pankreasgewebe, außerdem Patienten mit Komplikationen an Pankreasnachbarorganen, z.B. verursacht durch einen entzündlichen Pankreaskopftumor, welcher zu einer Stenose des Gallengangs bzw. einer Obstruktion des Pankreashauptgangs oder der retropankreatisch gelegenen Gefäße und/oder des Duodenums führt. Auch bei der kleinen Gruppe von Patienten, bei denen mit bildgebenden Verfahren eine maligne Läsion nicht ausgeschlossen werden kann, ist eine Operation ebenfalls indiziert.

Ziel der Operation bei der chronischen Pankreatitis sollte sein, das entzündete Pankreasgewebe zu entfernen, um dadurch den Schmerz effektiv und langfristig zu verringern sowie den Gallengang, das Duodenum und die retropankreatisch gelegenen Gefäße zu dekomprimieren.

Chirurgische Behandlung bei chronischer Pankreatitis

Die chirurgischen Behandlungsmöglichkeiten der chronischen Pankreatitis bestehen aus einer Drainage des Pankreashauptgangs oder resezierenden Verfahren. Bei dem Versuch, die exokrine und endokrine Funktion des Pankreas zu erhalten, sollte die Drainage-Operation immer als Erstes in Betracht gezogen werden. Allerdings gibt es nur wenige Indikationen für eine Drainage-Operation des Pankreasgangs, bei denen gute Langzeitergebnisse erreicht werden können [19–22]. Folglich führt diese Operation ohne eine strenge Indikationsstellung nur zu unbefriedigenden Langzeitergebnissen. Resektionsverfahren wie die klassische Whipple-Operation waren für mehrere Jahrzehnte die Standardoperationen zur Behandlung der chronischen Pankreatitis [23]. Diese Operationstechnik wurde in Deutschland entwickelt und erstmalig von W. Kausch 1909 angewendet [24]. Später erfolgte die Weiterentwicklung in den USA und von A.O. Whipple die Einführung des Verfahrens für die Therapie von malignen Erkrankungen des Pankreaskopfs [25, 26]. Wenngleich die Whipple-Operation Schmerzfreiheit und die Beseitigung von Komplikationen an Nachbarorganen erreicht, schließt dieses Verfahren jedoch eine teilweise Resektion des Magens und der extrahepatischen Gallenwege, die vollständige Entfernung des Duodenums und des oberen Jejunums mit ein, wie es für onkologische Operationen erforderlich ist. Operationsrisiken, Mortalität, postoperative Komplikationen, Morbidität und postoperative Einschränkungen der Lebensqualität hängen mit der Ausdehnung dieser Operation zusammen. Die chirurgische Therapie der chronischen Pankreatitis unterliegt aber nicht den onkologischen Therapieprinzipien. Die Resektion von Magen, Duodenum, Gallenblase sowie Gallengang sind nicht unbedingt notwendig, weil diese Organe nur sekundär in den Entzündungsprozess einbezogen sind [27].

Aufgrund der Nachteile der klassischen Whipple-Operation führten Traverso et al. [28] eine «mehr Organ erhaltende» Operation, die so genannte Pylorus erhaltende Pankreatikoduodenektomie, ein [28–30]. Durch den Erhalt von Magen, Pylorus und proximalem Anteil des Duodenums schützt die Pylorus erhaltende Whipple-Operation vor Dumping-Syndrom, Magenulzera und einer Gallensäurenrefluxgastritis, wodurch es postoperativ zu einer Verbesserung der Lebensqualität sowie einer Zunahme des Körpergewichts bei etwa 90% der Patienten kam [31]. Ähnlich wie die klassische Whipple-Operation führt die Pylorus erhaltende Whipple-Operation zu einem langfristigen Schmerzrückgang bei 85–95% der Patienten in den ersten 5 Jahren postoperativ [31, 32]. Dennoch stellen eine verzögerte Magenentleerung, assoziiert mit einer langsameren Gewichtszunahme (bei 20–50% der Patienten), das Risiko einer Cholangitis und das Auftreten einer exokrinen und endokrinen Pankreasinsuffizienz (bei 45% der Patienten) die Nachteile dieses Operationsverfahrens dar [31–33]. Es gilt festzuhalten, dass die Pylorus erhaltende Whipple-Operation bessere Langzeitergebnisse zeigt als das klassische Whipple-Verfahren, wobei allerdings noch ein Verbesserungspotential in Bezug auf Langzeitergebnisse und Organerhaltung besteht. Basierend auf diesen Überlegungen sind Organ erhaltende chirurgische Verfahren wie die Duodenum erhaltende Pankreaskopfresektion (DEPKR) [34–40] und ihre Modifikation, die Frey-Operation, welche aus einer Drainage des Hauptpankreasgangs mit einer lokal begrenzten Resektion des Pankreaskopfs besteht [41, 42], eingeführt worden, um die klassische und die Pylorus erhaltende Whipple-Operation als Standardverfahren in der Behandlung der chronischen Pankreatitis zu ersetzten. Die DEPKR konzentriert sich auf die selektive Entfernung des Pankreaskopfs als Ursache für die Probleme der chronischen Pankreatitis. Diese Operation zeichnet sich durch ihren organerhaltenden Charakter aus, wobei im Vergleich zur Pylorus erhaltenden Whipple-Operation zusätzlich Duodenum und extrahepatische Gallenwege vollständig erhalten bleiben.

Duodenum erhaltende Pankreaskopfresektion

Unter Berücksichtigung der Vor- und Nachteile der bestehenden drainierenden und resezierenden Operationsverfahren in der Behandlung der chronischen Pankreatitis führte 1972 H. G. Beger die DEPKR als ein neues chirurgisches Verfahren ein, welches auf das Problem des entzündeten Pankreaskopfs und seiner Sekundärprobleme bei der chronischen Pankreatitis fokussiert ist. Mit der subtotalen Resektion des Pankreaskopfs unter Schonung von Pankreaskorpus und -schwanz, komplettem Magen, Duodenum und extrahepatischem Gallengang bewahrt diese Operation die Anatomie des oberen Gastrointestinaltrakts und damit die normale Nahrungspassage durch den Magen und das Duodenum. Ziel der DEPKR ist die Entfernung des entzündlich vergrößerten Pankreaskopfs, der den Schrittmacher der Krankheit darstellt, unter Schutz des Duodenums bei der Pankreaskopfresektion, da dieses eine entscheidende Rolle in der Regulation der Verdauung sowie des Glukosemetabolismus spielt. Dieses Verfahren ist bei Patienten, welche unter chronischen Abdominalschmerzen leiden und eine entzündliche Pankreaskopfmasse mit Gallengangobstruktion und/oder Obstruktion der retropankreatischen Gefäße aufweisen, indiziert. Die DEPKR ist ein sicheres Operationsverfahren (operative Mortalität ist gering), welches einen langfristigen Schmerzrückgang erzielt (90% nach

Tab. 1. Die perioperative Morbidität in der Folge der DEPKR (n = 298) [39]

Komplikationen	Patienten		Nachoperationen, n
	n	%	
Blutungen	17	5,7	3
Intraabdominaler Abszess	9	3,0	3
Pankreasfistel	8	2,7	–
Anastomoseninsuffizienz	6	2,0	5
Sepsis	4	1,3	1
Dünndarmileus	3	1,0	2
Gallengangstenose	1	0,3	1
Ulkusperforation	1	0,3	1
Duodenale Wandischämie	1	0,3	1
Medizinische Komplikationen	35	11,7	–
Reoperationen total		5,7	17
Krankenhausmortalität	3	1,01	

den ersten 5 Jahren) sowie eine niedrige postoperative Morbidität und eine nur geringe Rate von endokrinen Insuffizienzen aufweist [34–40, 43]. Alle diese Aspekte führen zur Favorisierung dieses Operationsverfahrens [38]. 1985 wurde von C. F. Frey [44] und G. J. Smith [45] eine Modifikation der DEPKR eingeführt. Sie besteht aus einer V-longitudinalen Pankreatikojejunostomie mit einer lokalen Pankreaskopfresektion, welche eine Drainage-Operation mit einer Organ erhaltenden Resektion kombiniert. In einer prospektiven, randomisierten Studie (über 2,5 Jahre), welche die Frey-Operation mit der DEPKR vergleicht, zeigte sich, dass beide Operationsverfahren ähnliche Ergebnisse hinsichtlich Sicherheit und Effizienz erzielen. Derzeit ist festzuhalten, dass Duodenum erhaltende Operationsverfahren (Beger, Frey) favorisiert werden sollten. Auch wenn noch keine Langzeitergebnisse für die Frey-Operation vorliegen, so ist ein großer Unterschied in den Langzeitergebnissen eher unwahrscheinlich, da die Frey-Operation, bis auf kleine Modifikationen, den gleichen Prinzipien wie die Beger-Operation folgt, nämlich der Schonung von Duodenum, Ductus choledochus und Magen in Kombination mit einer limitierten Pankreaskopfresektion.

Indikationen für die Duodenum erhaltende Pankreaskopfresektion

Indikationen für die DEPKR sind bei den meisten Patienten therapieresistente Schmerzen in Verbindung mit einem vergrößerten Pankreaskopf. Obstruktionen des Gallengangs, des Duodenums, der retropankreatischen Gefäße oder des Ductus Wirsungianus sind weitere Indikationen für diese Operation. Von 298 Patienten mit einer chronischen Pankreatitis, die eine DEPKR erhielten, benötigten präoperativ 94% Schmerzmittel, hatten 83% eine Pankreaskopfvergrößerung, 48% eine Gallengangstenose, 32% eine Obstruktion des Duodenums und 17% eine Kompression der peripankreatischen Gefässe [39].

Chirurgische Technik der Duodenum erhaltenden Pankreaskopfresektion

Präparationsphase
Der Pankreaskopf wird freigelegt, ohne die gastroepiploischen Gefäße zu verletzen. Duodenum und Pankreaskopf werden, wie von Kocher beschrieben, mobilisiert. Die Entfernung von fibrösen Bändern an der Vorderwand des Duodenums führt zu einer ausreichenden Dekompression desselben. Das Pankreas wird im Bereich der Portalvene untertunnelt. Anschließend wird die Arteria gastroduodenalis ligiert, weil es nicht zwingend notwendig ist, diese für eine optimale Durchblutung der Duodenalwand zu erhalten, da die supraduodenalen Gefäße und die dorsale duodenopankreatische Arkade zusammen mit den mesoduodenalen Gefäßen für eine ausreichende arterielle Duodenaldurchblutung sorgen.

Subtotale Resektion des Pankreaskopfs
Die Resektion des vergrößerten Pankreaskopfs beginnt mit seiner transversalen Teilung am duodenalen Rand der V. portae. Bei der Festlegung der Resektionsgrenze ist es sehr wichtig, den Schnitt entlang des Duodenums so zu platzieren, dass möglichst viel Pankreasparenchym erhalten bleibt. Die Exzision des Pankreaskopfs in der ventrodorsalen Ebene wird von der duodenalen Wand aus, parallel zum duodenalen C durchgeführt. Hierbei tritt das intrapankreatische Segment des Gallengangs in Erscheinung. Um eine ausreichende Dekompression des Gallengangs zu erzielen, kann dieser eröffnet werden. Bei der Vollendung der dorsalen apfelsinenartigen Resektion des Pankreaskopfes wird ein 5–8 mm großer Pankreaskopfrest entlang des Duodenums erhalten, welcher eine ausreichende Blutversorgung desselben garantiert.

Rekonstruktion durch die Interposition einer Jejunalschlinge und Anlage einer terminolateralen pankreatikojejunalen Anastomose
Die Rekonstruktion nach der subtotalen Resektion des Pankreaskopfs erfolgt mit einer Jejunalschlinge, welche etwa 40 cm distal des Treitz-Bandes abgesetzt wurde. Die retrokolisch hochgezogene Jejunalschlinge wird End-zu-End oder End-zu-Seit mit dem linken Pankreas anastomosiert. Der Pankreaskopfrest wird Seit-zu-Seit mit der gleichen Schlinge anastomosiert.

Ergebnisse der Duodenum erhaltenden Pankreaskopfresektion

Die Kurzzeitergebnisse der DEPKP sind in Tabelle 1 zusammengefasst.
Hinsichtlich der Spätergebnisse fanden sich in den Berichten von Warren [46, 47], Guillemin [48, 49], Leger [50, 51] und Trede [52] bei Patienten mit einer chronischen Pankreatitis, welche sich einer klassischen Whipple-Operation unterzogen

haben, eine nicht zu vernachlässigende Morbidität von 20–50% in der postoperativen Phase. Diese hohe Morbidität kann nicht einfach durch chirurgisch bedingte Spätkomplikationen im Magen (Ulcus pepticum jejuni), im Gallengang (anastomotische Verengung und Cholangitis) oder als Folge des kleinen Pankreasrests (Diabetes mellitus) erklärt werden. Die langfristigen Beobachtungen nach einer klassischen Whipple-Operation bei chronischer Pankreatitis zeigen, dass ein eindeutiger Zusammenhang zwischen der Spätmorbidität und der großen chirurgischen Intervention, welche die normalen physiologischen Funktionen der Organe des oberen Gastrointestinaltrakts in Mitleidenschaft zieht, besteht. Außerdem führt der fortbestehende Alkoholkonsum nach der Operation zu einem deutlichen Ansteigen der Spätmorbidität. Die DEPKR führt nicht zu einer kompletten Regeneration der beeinträchtigten exokrinen und endokrinen Pankreasfunktion, weil der entzündlich bedingte Schaden irreversibel ist. Dennoch führt dieses Verfahren im Gegensatz zur klassischen Whipple-Operation zu einem limitierten operationsbedingten Trauma und zu einer sehr viel kleineren, durch die Operation verursachten, Beeinträchtigung der exokrinen und endokrinen Pankreasfunktion. In der größten publizierten Patientenpopulation nach einer DEPKR nach durchschnittlich 5,7 Jahren, waren 91,3% der Patienten schmerzfrei [38] und nur 12,5% mussten mit einer neuerlichen akuten Episode einer chronischen Pankreatitis rehospitalisiert werden. Eine postoperative Verschlechterung der endokrinen Funktion war nur bei 10% der Patienten zu verzeichnen. Das bedeutet, dass bei 90% der Patienten die endokrine Funktionsleistung durch die limitierte Pankreaskopfresektion nicht eingeschränkt ist [38], obwohl es zu einer signifikanten Entfernung von Pankreasgewebe kommt. In der späten Nachbeobachtungsphase wurde bei 21% ein neu aufgetretener Diabetes mellitus diagnostiziert und bei 11% der Patienten war eine Verbesserung der endokrinen Pankreasfunktion festzustellen. Von 303 Patienten waren 208 (69%) beruflich aktiv und der Karnofsky-Index lag in der späten Nachbeobachtungsphase bei 72% der Patienten über 90% [38]. Ein fortgesetzter Alkoholkonsum wurde bei 41% der Patienten beobachtet. Bei den 338 operierten Patienten, die nach dem Abschluss der Krankenhausbehandlung weiterverfolgt werden konnten, fand sich eine Spätmortalität von 12,6% (n = 49) [38].

Schlussfolgerungen

Die klassische Whipple-Resektion war für Jahrzehnte das Standardoperationsverfahren bei der Behandlung der chronischen Pankreatitis, obwohl der langfristige Erfolg dieses Verfahrens bei Patienten mit chronischer Pankreatitis nicht überzeugte. In den USA ersetzt die Pylorus erhaltende Whipple-Operation aufgrund ihres mehr organschonenden Charakters die klassische Whipple-Operation als ein chirurgisches Standardverfahren in der Behandlung der chronischen Pankreatitis. Die Pylorus erhaltende Whipple-Operation erzielt postoperativ eine Verbesserung der Lebensqualität und des Gewichtsverlaufs. Dennoch entwickeln viele Patienten nach diesem Verfahren einen Diabetes mellitus, welcher die Spätmorbidität und -mortalität deutlich steigert. Der größte Nachteil der Pylorus erhaltenden Whipple-Operation ist die Resektion des Duodenums, welches eine zentrale Rolle in der postprandialen Regulation der Verdauungsprozesse und des Glukosestoffwechsels einnimmt. Deshalb gab es viele Versuche, organschonendere Operationsverfahren zu entwickeln. Die DEPKR nach Beger erfüllt die Ziele der chirurgischen Behandlung bei der chronischen Pankreatitis: die langfristige Elimination des mit der chronischen Pankreatitis verbundenen Schmerzes, die Preservation der sekundär in den Entzündungsprozess involvierten Nachbarorgane des Pankreas und die Schonung der endokrinen und exokrinen Pankreasfunktion. Daher sollte dieses Operationsverfahren bei der Behandlung der chronischen Pankreatitis bevorzugt eingesetzt werden.

Literatur

1 Ammann RW, Buehler H, Muench R, Freiburghaus AW, Siegenthaler W: Differences in the natural history of idiopathic (nonalcoholic) and alcoholic chronic pancreatitis. A comparative long-term study of 287 patients. Pancreas 1987;2:368–377.

2 Ammann RW, Muellhaupt B: The natural history of pain in alcoholic chronic pancreatitis. Gastroenterology 1999;116:1132–1140.

3 Layer P, Yamamoto H, Kalthoff L, Clain JE, Bakken LJ, DiMagno EP: The different courses of early- and late-onset idiopathic and alcoholic chronic pancreatitis. Gastroenterology 1994;107:1481–1487.

4 Lankisch PG, Lohr-Happe A, Otto J, Creutzfeldt W: Natural course in chronic pancreatitis. Pain, exocrine and endocrine pancreatic insufficiency and prognosis of the disease. Digestion 1993;54:148–155.

5 Thorsgaard Pedersen N, Nyboe Andersen B, Pedersen G, Worning H: Chronic pancreatitis in Copenhagen. A retrospective study of 64 consecutive patients. Scand J Gastroenterol 1982;17:925–931.

6 Löwenfels AB, Maisonneuve P, Cavallini G, Ammann RW, Lankisch PG, Andersen JR, DiMagno EP, Andren-Sandberg A, Domellof L: Pancreatitis and the risk of pancreatic cancer. International Pancreatitis Study Group. N Engl J Med 1993;328:1433–1437.

7 Löwenfels AB, Maisonneuve P, Cavallini G, Ammann RW, Lankisch PG, Andersen JR, DiMagno EP, Andren-Sandberg A, Domellof L, Di Francesco V: Prognosis of chronic pancreatitis: An international multicenter study. International Pancreatitis Study Group. Am J Gastroenterol 1994;89:1467–1471.

8 Löwenfels AB, Maisonneuve P, DiMagno EP, Elitsur Y, Gates LKJ, Perrault, Whitcomb DC: Hereditary pancreatitis and the risk of pancreatic cancer. International Hereditary Pancreatitis Study Group. J Natl Cancer Inst 1997;89:442–446.

9 Ammann RW, Heitz PU, Kloppel G: Course of alcoholic chronic pancreatitis: A prospective clinicomorphological long-term study. Gastroenterology 1996;111:224–231.

10 Malfertheiner P, Mayer D, Büchler MW, Dominguez-Munoz JE, Schiefer B, Ditschuneit H: Treatment of pain in chronic pancreatitis by inhibition of pancreatic secretion with octreotide. Gut 1995;36:450–454.

11 Malfertheiner P, Pieramico O, Büchler M, Ditschuneit H: Relationship between pancreatic function and pain in chronic pancreatitis. Acta Chir Scand 1990;156:267–261.

12 Mössner J: Konservative Therapie der chronischen Pankreatitis. Chir Gastroenterol 2001;17:294–302.

13 Bockman DE, Büchler MW, Malfertheiner P, Beger HG: Analysis of nerves in chronic pancreatitis. Gastroenterology 1988;94:1459–1469.

14 Di Sebastiano P, Fink T, Weihe E, Friess H, Innocenti P, Beger HG, Büchler MW: Immune cell infiltration and growth-associated protein 43 expression correlate with pain in chronic pancreatitis. Gastroenterology 1997;112:1648–1655.

15 Di Sebastiano P, di Mola FF, Di Febbo C, Baccante G, Porreca E, Innocenti P, Friess H, Büchler MW: Expression of interleukin 8 (IL-8) and substance P in human chronic pancreatitis. Gut 2000;47:423–428.

16 Büchler MW, Weihe E, Friess H: Changes in peptidergic innervation in chronic pancreatitis. Pancreas 1992;7:183– 192.

17 Friess H, Zhu ZW, di Mola FF: Nerve growth factor and its high-affinity receptor in chronic pancreatitis. Ann Surg 1999;230:615–624.

18 Kashiwagi M, Fries H, Uhl W: Phospholipase A2 isoforms are altered in chronic pancreatitis. Ann Surg 1998;227:220–228.

19 Adams DB, Ford MC, Anderson MC: Outcome after lateral pancreaticojejunostomy for chronic pancreatitis. Ann Surg 1994;219:481–487.

20 Rios GA, Adams DB, Yeoh KG: Outcome of lateral pancreaticojejunostomy in the management of chronic pancreatitis with nondilated pancreatic ducts. J Gastrointest Surg 1998;2:223–229.

21 Greenlee HB, Prinz RA, Aranha GV: Long-term results of side-to-side pancreaticojejunostomy. World J Surg 1990;14:70–76.

22 Prinz RA, Greenlee HB: Pancreatic duct drainage in chronic pancreatitis. Hepatogastroenterology 1990;37:295–300.

23 Yeo CJ, et al: Six hundred fifty consecutive pancreaticoduodenectomies in the 1990s: Pathology, complications, and outcomes. Ann Surg 1997;226:248–257.

24 Kausch W: Das Karzinom der Papilla duodeni und seine radikale Entfernung. Beitr Klin Chir 1912;78: 439–486.

25 Whipple AO: Treatment of carcinoma of the ampulla of Vater. Ann Surg 1935;102:763–768.

26 Whipple AO: Observations on radical surgery for lesions of the pancreas. Surg Gynecol Obstet 1946; 82:623–636.

27 Huang JJ, Yeo CJ, Sohn TA: Quality of life and outcomes after pancreaticoduodenectomy. Ann Surg 2000;231:890– 898.

28 Traverso LW, Kozarek RA. The Whipple procedure for severe complications of chronic pancreatitis. Arch Surg 1993;128:1047–1050.

29 Traverso LW, Kozarek RA: Pancreatoduodenectomy for chronic pancreatitis: Anatomic selection criteria and subsequent long-term outcome analysis. Ann Surg 1997;226:429–435.

30 Traverso LW, Tompkins RK, Urrea PT, Longmire WP, Jr: Surgical treatment of chronic pancreatitis. Twenty-two years' experience. Ann Surg 1979;190: 312–319.

31 Martin RF, Rossi RL, Leslie KA: Long-term results of pylorus-preserving pancreatoduodenectomy for chronic pancreatitis. Arch Surg 1996;131:247–252.

32 Jimenez RE, Fernandez-del Castillo C, Rattner DW, Chang Y, Warshaw AL: Outcome of pancreaticoduodenectomy with pylorus preservation or with antrectomy in the treatment of chronic pancreatitis. Ann Surg 2000;231:293–300.

33 Müller MW, Friess H, Beger HG: Gastric emptying following pylorus-preserving Whipple and duodenum-preserving pancreatic head resection in patients with chronic pancreatitis. Am J Surg 1997; 173: 257-63.

34 Beger HG, Büchler M: Duodenum-preserving resection of the head of the pancreas in chronic pancreatitis with inflammatory mass in the head. World J Surg 1990;14:83–87.

35 Beger HG, Büchler MW, Bittner R: The duodenum-preserving resection of the head of the pancreas (DPRHP) in patients with chronic pancreatitis and an inflammatory mass in the head. An alternative surgical technique to the Whipple operation. Acta Chir Scand 1990;156:309–315.

36 Beger HG, Büchler MW, Bittner R, Uhl W: Duodenum-preserving resection of the head of the pancreas – an alternative to Whipple's procedure in chronic pancreatitis. Hepatogastroenterology 1990; 37:283–289.

37 Beger HG, Büchler MW, Bittner RR, Oettinger W, Roscher R: Duodenum-preserving resection of the head of the pancreas in severe chronic pancreatitis. Early and late results. Ann Surg 1989;209:273–278.

38 Beger HG, Schlosser W, Friess HM, Büchler MW: Duodenum-preserving head resection in chronic pancreatitis changes the natural course of the disease: A single-center 26-year experience. Ann Surg 1999;230:512–523.

39 Büchler MW, Friess H, Bittner R, Roscher R, Krautzberger W, Müller MW, Malfertheiner P, Beger HG: Duodenum-preserving pancreatic head resection: Long-term results. J Gastrointest Surg 1997;1:13–19.

40 Büchler MW, Friess H, Muller MW, Wheatley AM, Beger HG: Randomized trial of duodenum-preserving pancreatic head resection versus pylorus-preserving Whipple in chronic pancreatitis. Am J Surg 1995;169:65–70.

41 Izbicki JR, Bloechle C, Broering DC: Extended drainage versus resection in surgery for chronic pancreatitis: A prospective randomized trial comparing the longitudinal pancreaticojejunostomy combined with local pancreatic head excision with the pylorus-preserving pancreatoduodenectomy. Ann Surg 1998;228:771– 779.

42 Izbicki JR, Bloechle C, Broering DC: Duodenum-preserving resection of the head of the pancreas in chronic pancreatitis. A prospective, randomized trial. Ann Surg 1995; 221:350–358.

43 Bittner R, Butters M, Büchler MW: Glucose homeostasis and endocrine pancreatic function in patients with chronic pancreatitis before and after surgical therapy. Pancreas 1994;9:47–53.

44 Frey CF, Amikura K: Local resection of the head of the pancreas combined with longitudinal pancreaticojejunostomy in the management of patients with chronic pancreatitis. Ann Surg 1994;220:492–504.

45 Frey CF, Smith GJ: Description and rationale of a new operation for chronic pancreatitis. Pancreas 1987;2:701–707.

46 Taylor RH, Bagley FH, Braasch JW, Warren KW: Ductal drainage or resection for chronic pancreatitis. Am J Surg 1981;141:28–33.

47 Warren WD, Leite CA, Baumeister F, Poucher RL, Kalser MH: Clinical and metabolic response to radical distal pancreatectomy for chronic pancreatitis. Am J Surg 1967;113:77–84.

48 Cuilleret J, Guillemin G: Surgical management of chronic pancreatitis on the continent of Europe. World J Surg 1990;14:11–18.

49 Guillemin G, Berard P, Bigay D: 103 cephalic duodenopancreatectomies for chronic pancreatitis. Reflections based upon 20 years' experience. Chirurgie 1979; 105:147–153.

50 Leger L, Lenriot JP, Lemaigre G: Long-term prognosis of operated chronic pancreatitis. Bull Acad Natl Med 1972;156:556–563.

51 Leger L, Lenriot JP, Lemaigre G: Long-term prognosis of operated chronic pancreatitis. Folia Clin Int (Barc) 1975;25:113–118.

52 Trede M, Schwall G, Saeger HD: Survival after pancreatoduodenectomy. 118 consecutive resections without an operative mortality. Ann Surg 1990;211:447–458.

Chirurgische Gastroenterologie Interdisziplinär

Interdisziplinäres Gespräch · Interdisciplinary Discussion

Chir Gastroenterol 2001;17:335–339

Chronische Pankreatitis

Gesprächsleiter: P. Malfertheiner, Magdeburg
Teilnehmer: M.V. Singer, J.-M. Löhr, Mannheim
H. Lippert, H.-U. Schulz, S. Kahl, Magdeburg

1. Frage: Wenn die Diagnose der chronischen Pankreatitis durch Sonografie gesichert erscheint, welche weiteren morphologischen oder funktionellen Untersuchungen halten Sie für erforderlich?

Singer/Löhr: Die Diagnose der chronischen Pankreatitis ist mit Hilfe der modernen Ultraschallgeräte heute sicher zu stellen, vorausgesetzt, das Organ ist gut einsehbar. Bei passender Klinik und Anamnese und milder Symptomatik sind normalerweise keine weiteren morphologischen Untersuchungen erforderlich. Auch bei der Erstdiagnose sollten zur Abschätzung der exokrinen und endokrinen Funktion sowohl eine Elastase-1-Bestimmung im Stuhl (fäkaler Elastase-1-Test) sowie Nüchternblutzucker und HbA1c, gegebenenfalls ein Blutzucker-Tagesprofil oder ein oraler Glukose-Toleranztest, durchgeführt werden. Liegt eine schwere klinische Symptomatik vor (großer Gewichtsverlust, starke Rückenschmerzen), sollte die morphologische Diagnostik erweitert werden. Kosteneffektiv ist heute ein abdominales Drei-Phasen-Spiral-CT. Bei weiterer Verbreitung der MRT ist dies sicher in Zukunft eine Alternative, weil neben der Darstellung des Pankreasparenchyms auch eine Gangdarstellung im Rahmen der MR-Cholangiopankreatikografie (MRCP) durchgeführt werden kann.

Lippert/Schulz: Der Sonografiebefund reicht nicht aus, um die Diagnose zu sichern. Gangveränderungen, Kalzifikationen und Gefäßprobleme bleiben bei der B-Bild-Sonografie oft verborgen. Wir fordern deshalb ein zweites bildgebendes Verfahren.
Wenn der Patient mit CT-Bildern eingewiesen wird, so akzeptieren wir dies in der Regel als ausreichend. Liegt noch kein CT vor, hat unseres Erachtens die MRT-Untersuchung Vorteile. Alle Fragen, die für die Operationsplanung gestellt werden müssen, können mit der komplexen Untersuchung MRT/MRCP/Angio-MR geklärt werden. Für die wenigen Fälle, wo Fragen offen bleiben, hat sich die Positronenemissionstomografie bewährt. Dies trifft vor allem für die Differentialdiagnose der chronischen Entzündung zum Karzinom zu. Eine differentielle Gangdarstellung mittels MRCP oder endoskopischer retrograder Cholangiopankreatikografie (ERCP) ist zur Operationsplanung erforderlich. Die endoskopische Ultrasonografie (EUS) befindet sich zur Zeit in der Evaluationsphase. Funktionelle Untersuchungen der exokrinen und endokrinen Leistungsfähigkeit des Pankreas lassen wir präoperativ immer durchführen, aber mehr aus wissenschaftlichen als aus klinischen Erwägungen. Indirekte Funktionsteste wie die Elastase-Bestimmung im Stuhl oder der Pankreolauryl-Test genügen trotz ihrer geringen Sensitivität im Allgemeinen unseren Anforderungen, da meist nur die fortgeschrittenen Pankreatiden mit schwerer exokriner Insuffizienz dem Chirurgen vorgestellt werden.

Kahl: Bei klinischem Verdacht und entsprechender Anamnese ist die Sonografie unser zuerst angewandtes bildgebendes Verfahren. Allerdings fordern wir den sonografischen Nachweis von bestimmten charakteristischen Veränderungen wie fokale echoreiche Bereiche als Ausdruck von Fibrose bzw. Verkalkungen, typische Gangveränderungen oder Zysten. Bei ausschließlichem Nachweis von diskreten Veränderungen des Pankreasparenchyms sind die EUS oder die ERCP erforderlich, da es dann um den Nachweis möglicher früher Formen der chronischen Pankreatitis geht.
Funktionsteste der exokrinen und endokrinen Pankreasfunktion sind obligater Bestandteil der Erstuntersuchung des Patienten.

2. Frage: Welchen Stellenwert nimmt die EUS in der Beurteilung der chronischen Pankreatitis ein?

Kahl: Die EUS ist die sensitivste Methode zur Beurteilung von duktalen und parenchymalen Veränderungen bei Patien-

KARGER
Fax +49 761 4 52 07 14
E-mail Information@Karger.de
www.karger.com

Accessible online at:
www.karger.com/journals/cga

Prof. Dr. P. Malfertheiner
Klinik für Gastroenterologie, Hepatologie und Infektiologie
Otto-von-Guericke-Universität Magdeburg
Leipziger Straße 44, D-39120 Magdeburg
Tel. +49 391 67 131-00, Fax -05
E-mail peter.malfertheiner@medizin.uni-magdeburg.de

ten mit chronischer Pankreatitis. Wenn man von der Überlegung ausgeht, dass die nachweisbaren Veränderungen des Pankreasgangsystems erst nach parenchymalen Veränderungen entstehen, ist die EUS den allein gangdarstellenden Methoden vor allem in den frühen Stadien der Erkrankung überlegen. Unsere eigenen Untersuchungen bestätigen dies [1]. Der EUS kommt unseres Erachtens damit in erster Linie eine Bedeutung bei der Frühdiagnose der chronischen Pankreatitis zu, aber auch bei der endoskopischen Therapie von Pseudozysten.

Lippert/Schulz: Die EUS befindet sich zur Zeit in der Evaluationsphase. Es scheint sich herauszukristallisieren, dass sich das Verfahren sehr gut zur Beurteilung des Pankreashauptgangs und des Pankreasparenchyms eignet. Mit Einschränkungen trifft dies auch für die Beurteilung der für den Chirurgen relevanten Gefäße zu. Dennoch verzichten wir in der Operationsplanung nie auf andere morphologische Verfahren wie MRT/CT oder MRCP/ERCP. An den Ergebnissen dieser Standardverfahren wird die EUS sich messen lassen müssen. Die EUS ist hilfreich bei der Steuerung endoskopisch-interventioneller Verfahren. Dies wird möglicherweise ihr Haupteinsatzgebiet bleiben. Im Bereich der Diagnostik wird die EUS es schwer haben, sich gegenüber den sich ständig weiterentwickelnden und vollkommen nichtinvasiven MR-Techniken durchzusetzen. Beim Pankreaskarzinom stellt sich für den Chirurgen oft die Frage der Gefäßinfiltration als Kriterium der Resektabilität. Auch hier wird sich die EUS gegen alternative Verfahren wie MR-Angiografie und intravaskuläre Sonografie durchsetzen müssen.

Singer/Löhr: Die EUS ist derzeit die sensitivste Methode zur Diagnose einer chronischen Pankreatitis auch in ihren früheren Veränderungen sowie zur Differentialdiagnose zwischen chronischer Pankreatitis und Pankreaskarzinom. Hier hat sie ihren Stellenwert, der durch keine andere Untersuchung bisher ersetzt werden kann. Die modernen Sektor-Scanner haben darüber hinaus den Vorteil, dass durch die inzwischen weiter gewordenen Biopsiekanäle unter endosonografischer Sicht aus suspekten Bereichen der Bauchspeicheldrüse Material zur Zytologie entnommen werden kann.

3. Frage: Wie beurteilen Sie den Verlauf der chronischen Pankreatitis: nach klinischen, morphologischen oder funktionellen Kriterien?

Lippert/Schulz: In der klinischen Routine stehen klinische Kriterien wie Gewichtsverhalten, Stuhlgang und Diabetes-Einstellung im Vordergrund. Wenn Pseudozysten bekannt sind, lässt sich durch die Sonografie meist eine Größenkontrolle durchführen. Das operierte Pankreas kann mit diesem Verfahren aber häufig nur unzureichend beurteilt werden. Wenn die Sonografie Fragen offen lässt und dies eine Relevanz für die Therapie hat, kommen MRT oder CT zum Einsatz. Für das Routine-Follow-up spielen CT und MRT aber nur eine untergeordnete Rolle. In funktioneller Hinsicht hat vor allem der Diabetes eine Relevanz. In der Regel kontrollieren die Patienten ihre Blutglukose-Konzentration selbst. Wir empfehlen den Hausärzten, das HbA1c in das Monitoring mit aufzunehmen. Untersuchungen der exokrinen Funktion sind unseres Erachtens in der präoperativen Situation, bei Stuhlgang- und Gewichtsproblemen sowie aus wissenschaftlichen Gründen indiziert.

Singer/Löhr: Der Verlauf einer chronischen Pankreatitis wird vornehmlich nach klinischen, in zweiter Linie nach funktionellen Kriterien beurteilt. Klinisch ist auf Gewichtsverlust, Malnutrition sowie Fettstühle und Schmerzen zu achten. Funktionell sollte speziell bei langanhaltender Noxe (Alkoholabusus und Rauchen) die exokrine und endokrine Funktion, insbesondere bei klinischem Verdacht auf Verschlechterung, beobachtet werden (fäkale Elastase-1-Bestimmung, HbA1c, OGTT, Blutzucker-Tagesprofil).
Die Morphologie spielt nur dann eine Rolle, wenn aufgrund der klinischen Symptomatik (rascher Gewichtsverlust, stark zunehmende Rückenschmerzen) der Verdacht gestellt werden muss, dass hier ein Pankreaskarzinom vorliegt. Der zweite Grund für eine Kontrolle der Pankreasmorphologie liegt in der Frage, inwieweit interventionell endoskopisch oder chirurgisch angehbare Veränderungen sich entwickelt haben, abgesehen von der Entwicklung eines Pankreaskarzinoms.

Kahl: Im Vordergrund steht unseres Erachtens die regelmäßige klinische Beurteilung des Patienten, sobald sich Veränderungen im klinischen Erscheinungsbild, in der Symptomatik (Gewichtsabnahme, Änderung der Schmerzintensität oder -charakteristik) oder bei Laboruntersuchungen ergeben, sind – wie bei der initialen Evaluation des Patienten – morphologische und funktionelle Untersuchungen notwendig.
Planmäßig wiederkehrende so genannte Routineuntersuchungen beeinflussen die Entscheidungen nicht, wenn sich die Klinik nicht geändert hat.

4. Frage: Wann sollen Pseudozysten interventionell behandelt werden ? Welche Verfahren sind zu bevorzugen, um eine definitive Versorgung von symptomatischen Pseudozysten zu erreichen?

Kahl: Pseudozysten werden grundsätzlich nur behandelt, wenn sie eine Symptomatik hervorrufen und eine Größe von mindestens 5 cm Durchmesser haben. Aufgrund fehlender Vergleichsstudien ist es jedoch unmöglich, ein Verfahren für die definitive Sanierung der symptomatischen Pseudozysten grundsätzlich zu bevorzugen.
Lokalisation (Impression von Magen- oder Duodenalwand), anatomische Gegebenheiten (portale Hypertension, Anzahl

der Zysten, Kommunikation bei mehreren Zysten), Expertise des Behandlers (Erfahrungen in interventioneller Endoskopie) und technische Ausstattung beeinflussen die therapeutische Entscheidung maßgeblich. Die publizierten Ergebnisse zeigen, dass die endoskopisch- bzw. sonografisch-interventionelle Therapie von Pankreaspseudozysten in 30–100% der Fälle einer definitiven Versorgung entspricht. Diese große Spannweite erklärt sich aus den angeführten Einschränkungen und unterstreicht einerseits die Notwendigkeit des individuellen Vorgehens, andererseits die dringende Notwendigkeit prospektiver randomisierter Studien.

Lippert/Schulz: Pseudozysten sollten überhaupt nur dann behandelt werden, wenn sie eine Symptomatik hervorrufen. Es gibt bisher keine vergleichenden Studien zwischen interventioneller und chirurgischer Therapie. Somit wird sich die Entscheidung zum Einsatz des einen oder anderen Verfahrens oft auch an lokalen Faktoren wie der Expertise der Therapeuten oder der Verfügbarkeit der Verfahren orientieren. In der Notfallsituation und beim Intensivpatienten kommen interventionelle Verfahren, die zum Teil auf der Intensivstation oder auch am Krankenbett durchgeführt werden können, bevorzugt zum Einsatz. Sie können manchmal eine definitive Therapie darstellen oder aber zumindest einen Zeitgewinn für eine frühelektive Operation erzielen. Der Gastroenterologe Pitchumoni schrieb 1999, dass in Anbetracht fehlender Vergleichsstudien die meisten Chirurgen und die meisten älteren Gastroenterologen die Meinung vertreten, dass die chirurgische Therapie das Standardverfahren darstelle, an dem die interventionellen Verfahren sich hinsichtlich der Langzeitergebnisse messen lassen müssen [2].

Singer/Löhr: Nach den Leitlinien der DGVS zur chronischen Pankreatitis sind Pseudozysten dann interventionell zu behandeln, wenn sie symptomatisch sind. Dies gilt nur für Zysten, die eine kritische Größe von etwa 5 cm Durchmesser erreicht haben und eine definitive Zystenwand in der Bildgebung aufweisen [3]. Sind die Zysten dem Magen oder dem Duodenum adhärent, so kann eine transgastrale Pseudozystendrainage erwogen werden. Dieser vorgeschaltet sollte eine EUS sein, um endosonografisch die beste Punktionsstelle zu identifizieren und sicherzustellen, dass zwischen Magenschleimhaut und Zyste kein Gefäß liegt, was mit dem Doppler gut ausgeschlossen werden kann. Endoskopisch besteht diese Behandlung in der Punktion bzw. Fistulotomie der Pankreaspseudozyste und Einlage einer Doppelpigtail-Drainage. Die entsprechenden Berichte zeigen, dass bei erfolgter Drainage die Zysten in der Regel nicht nachlaufen, so dass die interventionelle endoskopische Pankreaspseudozysten-Drainage eine minimal invasive, nichtoperative Versorgung darstellt, die in der Regel definitiv ist. Dies gilt für unkomplizierte Pankreaspseudozysten, bei denen keine weiteren Komplikationen, z.B. eine papillennahe Stenose des Pankreashauptgangs, vorliegen.

5. Frage: Sind Patienten mit Schmerzen und vergrößertem Pankreaskopf ideale Kandidaten für eine operative Intervention? Was sind Alternativen?

Lippert/Schulz: Ja. Der vergrößerte Pankreaskopf verursacht nicht nur Schmerzen sowie eine mechanische Kompression der Nachbarorgane Duodenum, Gallengang und Pfortader, er stellt nach Traverso auch den Schrittmacher der chronischen Pankreatitis dar. Somit hat die Pankreaskopfresektion eine überzeugende Rationale. Es sollte aber immer präoperativ eine diffizile Abklärung des Pankreashauptorgans durch eine MRCP oder ERCP erfolgen, um Gangpathologien im Korpus und Schwanz der Drüse aufzuzeigen. Bei deren Vorliegen muss die Pankreaskopfresektion mit einer longitudinalen Gangdrainage kombiniert werden. Eine gute Alternative für den Patienten mit hohem Risiko, fehlendem Einverständnis zur Operation oder Schmerzrezidiv nach Pankreaskopfresektion stellt für uns die thorakoskopische Splanchniektomie dar. Allerdings ist dazu einschränkend zu vermerken, dass für diese Methode noch keine ausreichenden Langzeitergebnisse vorliegen. Schlechte Langzeitalternativen sind die Zöliakumblockade und (insbesondere für den jungen Patienten und den Alkoholiker mit schlechter Compliance) eine Analgetika-Einstellung. Pankreasenzympräparate sind hinsichtlich der Schmerztherapie ein gutes, aber teures Plazebo.

Kahl: Patienten mit der genannten Konstellation sind mögliche Kandidaten für eine operative Versorgung. Eine Alternative wäre die Behandlung mit analgetischen und antientzündlichen Medikamenten. Grundlage dieses alternativen Vorschlags ist die Tatsache, dass die entzündliche Pankreaskopfvergrößerung neben der Fibrosierung auch durch die Invasion von Entzündungszellen in das Pankreasparenchym hervorgerufen wird. Medikamente wie nichtsteroidale Antirheumatika und COX-2-Inhibitoren blockieren Entzündungsmeditatoren und führen dadurch zu einem Rückgang der entzündlichen Schwellung.
Aber auch für diese Alternativen gibt es keine kontrollierten Studien. Die Entscheidung für ein konservatives Vorgehen wird vom Vorliegen fortgeschrittener Funktionseinschränkungen, besonders eines Diabetes mellitus, beeinflusst. Ohne starke Funktionseinschränkungen fällt die Entscheidung sicher häufiger für eine operative Intervention, um damit möglicherweise einem weiteren Funktionsverlust vorzubeugen. Dafür existieren ebenfalls keine Studien.

Singer/Löhr: Patienten mit einem so genannten entzündlichen Pankreaskopftumor, d.h. einem vergrößerten Pankreaskopf, welcher zu einer symptomatischen Stenose des Duodenums oder des Ductus choledochus führt und der mit Schmerzen verbunden ist, sind ideale Kandidaten für eine operative Intervention. Von dieser klaren Empfehlung ausgenommen sind die wenigen Patienten, bei denen z.B. eine papillennahe Pankreasgangstenose und/oder ein papillennahes (solitäres)

Pankreasgangkonkrement zu identifizieren sind. Nur in diesen Fällen ist als Alternative eine interventionelle endoskopische Maßnahme gerechtfertigt, die beispielsweise in Papillotomie, Bougierung und gegebenenfalls Lithotripsie besteht. Die Pathogenese des erwähnten entzündlichen Pankreaskopftumors ist aber offensichtlich in den meisten Fällen unabhängig von solchen morphologischen Veränderungen zu sehen, so dass das genannte Statement fast uneingeschränkt gelten kann.

6. Frage: Halten Sie – bei gegebenen anatomischen Veränderungen – die Einlage eines Stents zur Schmerztherapie bei chronischen Pankreatitis für eine wirksame therapeutische Option?

Singer/Löhr: Die interventionelle endoskopische Therapie morphologischer Veränderungen bei chronischer Pankreatitis, namentlich bei präpapillärer Pankreasgangstenose und (solitären) Pankreasgangkonkrementen, wird seit Jahren konträr diskutiert. Dies liegt daran, dass es keine prospektiv randomisierte Studie zur endoskopisch interventionellen Therapie bei Komplikationen der chronischen Pankreatitis gibt, schon gar nicht im Vergleich zu operativen Verfahren. Die unkontrollierten prospektiven wie auch die retrospektiven Studien zeigen, dass es offensichtlich für einen Teil der Patienten einen Benefit durch eine interventionelle endoskopische Therapie gibt, die in der Beseitigung der anatomischen Hindernisse (Stenose, Konkrement) liegt [4].
Vereinzelt sind sogar Hinweise sind darauf zu finden, dass sich bei diesen Patienten die exokrine wie auch die endokrine Pankreasfunktion bessern kann. Wenn die anatomischen Veränderungen eindeutig sind und endoskopisch angegangen werden können, ist nach der heutigen Literaturlage wie auch nach unserer Erfahrung ein endoskopisch interventioneller Therapieversuch gerechtfertigt. Selbst wenn wir die Untergruppe derjenigen Patienten, die von dieser Maßnahme mittel- bis langfristig profitieren, noch nicht identifizieren können, so ist es – bei der relativ geringen Aufwendigkeit dieser endoskopischen Maßnahme – für eine Zeitspanne von maximal 1 Jahr gerechtfertigt, den Patienten mit dieser nichtchirurgischen Therapiemaßnahme zu behandeln. Wichtig ist, dass diese Patienten in der Kontrolle eines ausgewiesenen Zentrums bleiben und die Pankreas-Stents regelmäßig kontrolliert und gewechselt werden. Dazu ist eine entsprechende Compliance des Patienten unabdingbar.

Lippert/Schulz: Nicht generell. Die narbige oder durch Konkremente verursachte Wirsungianus-Stenose ist erstens selten solitär und zweitens ist es fraglich, ob sie nach Entfernung des Stents wirklich dauerhaft oder zumindest langfristig offen bleibt. Bei multiplen Gangstenosen, einer Pankreatikolithiasis oder einer «small duct disease» halten wir die longitudinale Pankreasgangdrainage-Operation nach Partington-Rochelle für die bessere Alternative. Wenn es sich nicht mit Sicherheit ausschließen lässt, dass die Gangstenose durch einen Tumor verursacht wird, sollte der Patient besser der Operation zugeführt werden.

Kahl: Die Gruppe der Patienten, die dauerhaft von einer endoskopisch interventionellen Therapie profitieren kann, ist bisher nicht charakterisiert, da es auch für diesen Therapieansatz bisher keine kontrollierten Studien gibt.
Prinzipiell ist ein solcher Therapieversuch bei symptomatischen Patienten nach heutiger Datenlage gerechtfertigt, wenn eine endoskopisch erreichbare Stenose oder Obstruktion des Pankreasgangs vorliegt und eine prästenotische Dilatation imponiert. Ob sich eine dauerhafte Besserung der Symptomatik erzielen lässt müssen prospektive, kontrollierte Untersuchungen zeigen.

Schlussfolgerung

Malfertheiner: Die chronische Pankreatitis bleibt ein «Zankapfel» im interdisziplinären, gastroenterologisch-chirurgischen Gespräch. Nur über das diagnostische Vorgehen besteht weitgehend Einigkeit. Insbesondere die Heterogenität im Verlauf der Erkrankung und in der Ausprägung der klinischen Symptomatik erschwert die Durchführung kontrollierter Untersuchungen. Diese wiederum sind Voraussetzung für einheitliche therapeutische Empfehlungen, so dass häufig im Einzelfall die Behandlungsentscheidungen vom persönlichen Erfahrungsstand geprägt sind.
Prospektive kontrollierte Untersuchungen bei sorgfältig selektionierten Patientengruppen sind nötig, um die therapeutischen Optionen für jede Patientengruppe optimal nutzen zu können.

Literatur

1 Kahl S, Glasbrenner B, Leodolter A, Pross M, Schulz HU, Malfertheiner P: Endoscopic ultrasonography in the diagnosis of early chronic pancreatitis: A prospective follow-up study. Gastrointest Endosc 2002 (in press).
2 Pitchumoni CS, Agarwal N. Pancreatic pseudocysts. When and how should drainage be performed? Gastroenterol Clin North Am 1999;28:615–639.
3 Mössner J, Keim V, Niederau C, Büchler MW, Singer MV, Lankisch PG, Goke B: Guidelines for therapy of chronic pancreatitis. Consensus Conference of the German Society of Digestive and Metabolic Diseases. Halle, 21–23 November 1996. Z Gastroenterol 1998;36:359–367.
4 Löhr M, Schneider HT, Farnbacher MJ, Hahn EG, Fleig WE, Liebe S, Ell C: Interventional endoscopic therapy of chronic pancreatitis. Z Gastroenterol 1997;35:437–448.

Teilnehmer

Prof. Dr. M.V. Singer
Medizinische Klinik II
Klinikum Mannheim
Universität Heidelberg
Theodor-Kutzer-Ufer 1
D-68167 Mannheim (Deutschland)
Tel. +49 621 3833-284, Fax -805
E-mail manfred.v.singer@med.ma.uni-heidelberg.de

Prof. Dr. J.-M. Löhr
Medizinische Klinik IV
Kleinikum Mannheim
Universität Heidelberg
Theodor-Kutzer-Ufer 1
D-68167 Mannheim (Deutschland)
Tel. +49 621 383-2900, Fax -3805
E-mail matthias.loehr@med.ma.uni-heidelberg.de

Prof. Dr. H. Lippert
Klinik für Allgemein-, Viszeral- und Gefäßchirurgie
Otto-von-Guericke-Universität
Leipziger Straße 44
D-39120 Magdeburg (Deutschland)
Tel. +49 391 671 55-0, Fax -70
E-mail hans.lippert@medizin.uni-magdeburg.de

PD Dr. H.-U. Schulz
Klinik für Allgemein-, Viszeral- und Gefäßchirurgie
Otto-von-Guericke-Universität
Leipziger Straße 44
D-39120 Magdeburg (Deutschland)
Tel. +49 391 671-5500, Fax -90181
E-mail hans-ulrich.schulz@medizin.uni-magdeburg.de

Dr. S. Kahl
Klinik für Gastroenterologie, Hepatologie und Infektiologie
Otto-von-Guericke-Universität Magdeburg
Leipziger Straße 44
D-39120 Magdeburg
Tel. +49 391 67 131-02, Fax -05
E-mail stefan.kahl@medizin.uni-magdeburg.de

CAMIC • SALTC • AMIC

Erste gemeinsame Tagung der Arbeitsgemeinschaften Minimal invasive Chirurgie Deutschland Schweiz Österreich

Heidelberg, 21.–23. März 2002

Sehr geehrte Kollegin, sehr geehrter Kollege, liebe Freunde,

zur vierten Jahrestagung der CAMIC möchten wir Sie ganz herzlich nach Heidelberg einladen. Etwas ganz Besonderes erwartet Sie – es ist die erste gemeinsame Tagung der CAMIC mit der Schweizer Arbeitsgemeinschaft für laparoskopische und thorakoskopische Chirurgie (SALTC) und der Österreichischen Arbeitsgemeinschaft für minimal invasive Chirurgie (AMIC).

Während in einigen Bereichen der klinischen Routine minimal-invasive Techniken nicht mehr wegzudenken sind, steht ihr Einsatz in der onkologischen Chirurgie immer wieder im Mittelpunkt auch emotional geführter Diskussionen. Wir haben daher als Hauptthema unserer gemeinsamen Tagung die minimal-invasive onkologische Chirurgie (MIOC) gewählt.

Im Mittelpunkt der Tagung werden wieder eine Reihe Life-Operationen stehen, ausgeführt von Experten unserer drei Länder.

Dann aber geht es auch um klinische Resultate, jüngste Forschungsergebnisse und aktuelle Standards in klinisch wichtigen Bereichen, wie der gastro-oesophagealen Refluxkrankheit und der Hernienchirurgie. Einen weiteren Schwerpunkt bildet die Diskussion der Evidenz in der MIC.

Ganz besonders möchten wir die jüngeren Kollegen einladen, sich an der Posterausstellung zu beteiligen. Die zehn interessantesten Poster sollen in einer Hauptsitzung vorgestellt werden.

Für das beste Poster ist von der Firma ETHICON ein Förderpreis von DM 2500,– gestiftet worden.

Wir hoffen sehr auf Ihr zahlreiches Kommen und freuen uns bereits jetzt, Sie in Heidelberg begrüßen zu dürfen.

M.W. Büchler, Kongress-Präsident; *R. Bittner,* CAMIC-Vorsitzender; *H. Wehrli,* SALTC-Vorsitzender; *Ch. Hollinsky,* AMIC-Vorsitzender

Anmeldung / Info / Industrieausstellung: Kongresssekretariat Heidelberg, Frau Carina Caruso, Chirurgische Universitätsklinik, Abteilung für Allgemeine, Viszerale und Unfallchirurgie, Im Neuenheimer Feld 110, D-69120 Heidelberg

Tel.: +49 (0) 62 21 / 56 – 62 01; Fax: – 54 50; E-mail: camic2002@med.uni-heidelberg.de

Chirurgische Gastroenterologie Interdisziplinär

Der interessante Fall · The Interesting Case Report

Chir Gastroenterol 2001;17:340–341

Heterotopic Ossification of Abdominal Wall Scar

J.D. Berna[a] M. González Valverde[b] V. Garcia-Medina[a] P. Aleman[a] M. Madrigal[b]

[a]Department of Radiology and [b]Department of Surgery, General Hospital, University of Murcia, Spain

Key Words
Heterotopic ossification · Scar ossification · Laparotomy

Summary
The formation of ectopic bone in abdominal wounds is an unusual postoperative complication. Its accurate etiology is still unclear, although several mechanisms have been proposed. We present a case of heterotopic ossification of a surgical incision. Radiological features as well as the main explicative theories suggested in the literature are discussed.

Schlüsselwörter
Heterotope Ossifikation · Narbenossifikation · Laparotomie

Zusammenfassung
Heterotope Ossifikation der Laparotomienarbe
Die Ossifikation von abdominalen Wunden ist eine seltene postoperative Komplikation. Ihre Ursache ist unbekannt, aber verschiedene Erklärungsmechanismen wurden vorgeschlagen. Wir stellen einen Fall von heterotoper Ossifikation einer chirurgischen Wunde vor. Radiologische Besonderheiten und die in der Literatur vorherrschenden Erklärungstheorien werden diskutiert. Nach unserer Kenntnis handelt es sich hier um den ersten Fall einer heterotopen Ossifikation einer chirurgischen Wunde.

Introduction

Heterotopic ossification (HO) of midline incisions of the abdominal wall is an uncommon surgical phenomenon of uncertain etiology [1, 2]. Several theories have been suggested to explain the phenomenon; possible causes suggested include (1) metaplasia of multipotent, undifferentiated, embryonic connective-tissue cells secondary to trauma; (2) excessive suture line tension or presence of foreign bodies from residual suture material [3]; (3) intraoperative seeding of perichondrial cells from the xiphoid [1, 4–7]. To our knowledge, we report the first case with bilateral ossification of the surgical incision; this helps to clarify the possible cause of this entity.

Case Report

A 47-year-old man was examined in the outpatient department of our hospital in April 1998. He complained of abdominal discomfort, and physical examination revealed a firm epigastric mass in the area of the scar. The patient had previously undergone two surgical interventions.

In February 1988, he was admitted to the hospital with acute pancreatitis. Evolution was unfavorable, with shock, sepsis and respiratory insufficiency. The patient was placed on mechanical ventilation. Necrosectomy and open packing technique were also carried out. He was discharged from hospital after 3 months. In October 1991, a cholecystectomy was performed via a subcostal incision. During the operation, calcified adherences were found.

In the 1998 radiographic examinations (lateral plain film, oblique plain X-ray (fig. 1a) and computed tomography (CT) of the abdomen (fig. 1b), a bilateral HO, 21 cm long and with the shape of an inverted 'Y', was revealed.

KARGER

Fax +49 761 4 52 07 14
E-mail Information@Karger.de
www.karger.com

Accessible online at:
www.karger.com/journals/cga

Dr. F. M. González Valverde
C/Matadero 4, 4°
E-30002 Murcia (Spain)
Tel. +34 968 25 93 64

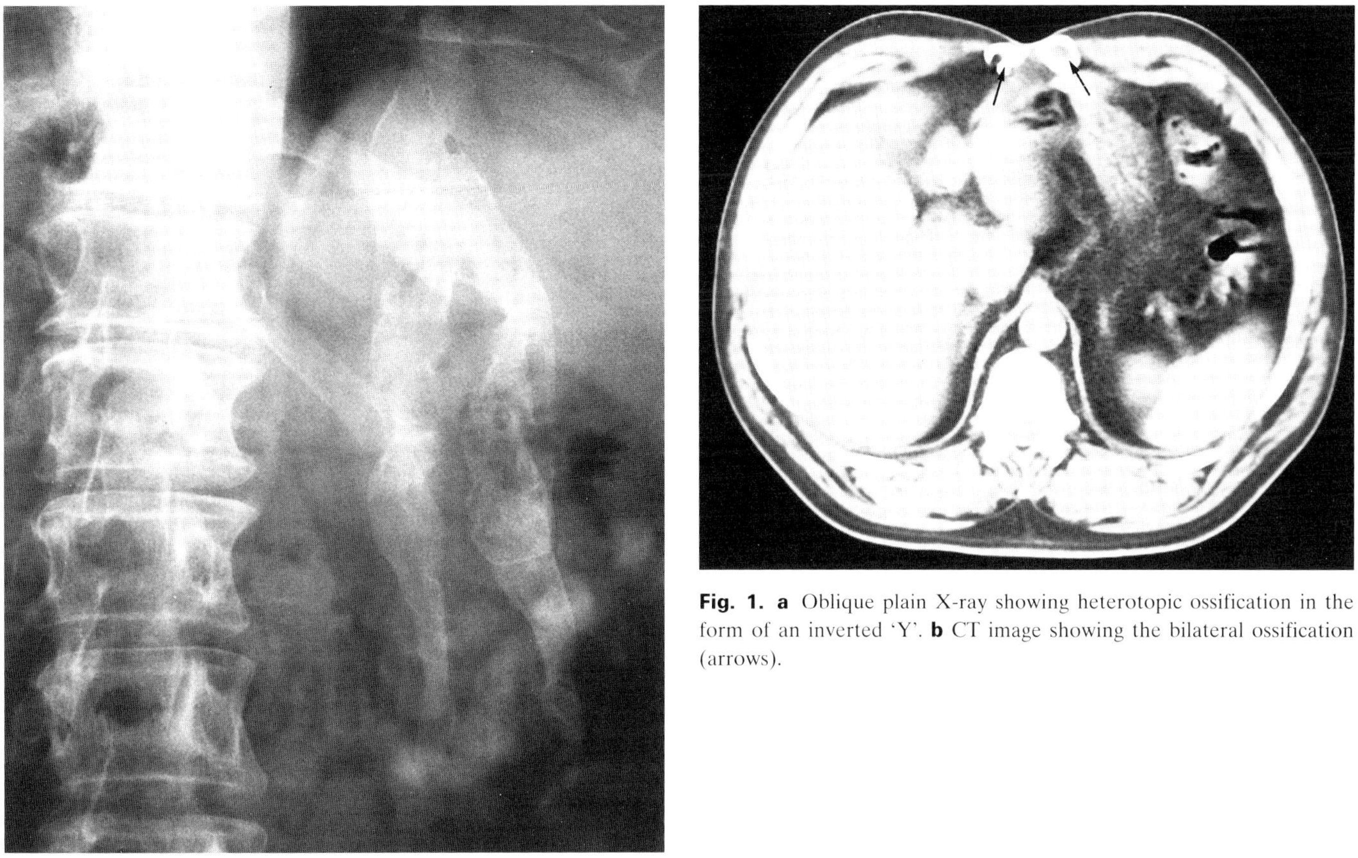

Fig. 1. **a** Oblique plain X-ray showing heterotopic ossification in the form of an inverted 'Y'. **b** CT image showing the bilateral ossification (arrows).

Discussion

In surgical scars from incisions of the abdominal wall, HO represents a subtype of traumatic myositis ossificans with the presence of bony and cartilaginous elements [1]. The formation of new bone differentiates HO from dystrophic calcification [3, 7]. About 94 cases of HO have been reported in the literature [1]. Excision of the bone and postoperative radiotherapy is indicated only for marked discomfort or pain, usually produced by an active life-style [2].

Several theories have been proposed to explain the etiology of HO. In the present study we describe the first case of bilateral ossification of the abdominal incision: a patient with severe acute pancreatitis who was subjected to necrosectomy and open packing technique. The surgical incision was maintained open for 20 days. The radiologic aspect of the ossification, an inverted 'Y', suggests to us that the formation of bone took place in both sides of the incision and started early, when the abdominal wall was still open. In a recent study [1] it was also observed that the time from surgery to imaging demonstration of the ossified scar was less than 22 days in several cases. In the present case, ossification occurred during the period of open packing. This finding seems to rule out the theory of excessive suture line tension as a possible cause of HO in this patient. Another theory put forward concerning the possible etiology of HO, intraoperative seeding of perichondrial cells from the xiphoid, can also be ruled out, as in both surgical procedures described in the present study the surgical incision was made at a distance of several centimeters from the xiphoid. This can be seen in the image of HO in the shape of an inverted 'Y', where the upper portion of the inverted 'Y' is localized in the area between the xiphoid and the incision.

Accordingly, we consider metaplasia of multipotent, undifferentiated, embryonic connective-tissue cells secondary to trauma to the most likely theory of the etiology of HO.

References

1 Jacobs JE, Birnbaum BA, Siegelman ES: Heterotopic ossification of midline abdominal incisions: CT and MR imaging findings. Am J Roentgenol 1996;166: 579–584.

2 Reardon MJ, Tillou A, Mody DR, Reardon PR: Heterotopic calcification in abdominal wounds. Am J Surg 1997;173:145–147.

3 Roehl K, Bosse A, Boetel U: Ungewöhnliche Lokalisation einer heterotopen Ossifikation im Bereich einer Laparotomienarbe. Unfallchirurg 1993;96:662–664.

4 Eidelman A, Waron M: Heterotopic ossification in abdominal operation scars. Arch Surg 1973;107:87–88.

5 Marteinsson BT, Musgrove JE: Heterotopic bone formation in abdominal incisions. Am J Surg 1975;130:23–25.

6 Myers MA, Minton JM: Heterotopic ossification within the small-bowel mesentery. Arch Surg 1989;124:982–983.

7 Tama L: Heterotopic bone formation in abdominal surgical scars: A report of two cases in brothers. JAMA 1966;197:219–221.

Chirurgische Gastroenterologie Interdisziplinär

Der interessante Fall · The Interesting Case Report

Chir Gastroenterol 2001;17:342–347

Abdominales zystisches Lymphangiom acht Jahre nach Leistenhernienoperation

A. M. Müller[a] R. M. Grabs[b] M. Senkal[b]

[a] Institut für Pathologie, Universitätsklinik Bergmannsheil
[b] Chirurgische Klinik, St. Josef-Hospital, Ruhr-Universität, Bochum

Schlüsselwörter
Zystisches Lymphangiom · Mesenterialzyste · Endothelzellen · Immunhistochemie · Leistenhernie

Zusammenfassung
Intraabdominale zystische Lymphangiome, die etwa 5% aller zystischen Lymphangiome ausmachen, sind in den meisten Fällen angeboren und werden daher – im Gegensatz zu den differentialdiagnostisch abzugrenzenden mesenterialen Zysten – vorwiegend in den ersten 2 Lebensdekaden diagnostiziert. Im Erwachsenenalter sind zystische Lymphangiome, d.h. örtliche Fehlbildungen des lymphatischen Systems aufgrund fehlender Kommunikation zum ableitenden Lymphsystem, eine Rarität. Wir berichten über einen 73 Jahre alten Patienten, bei dem ein Tumor im rechten Mittelbauch auffiel, der sich in der Computertomografie als zystischer, kleinherdig verkalkter Tumor von 10 cm Durchmesser darstellte. In der Anamnese war eine Leistenhernienoperation 8 Jahre zuvor bekannt. Intraoperativ zeigte sich eine dünnwandige, gut abgrenzbare Zyste im Mesenterium im Bereich der rechten Kolonflexur. Die histopathologische Aufarbeitung ergab die Diagnose eines zystischen Lymphangioms mit kleinen Verkalkungen. Für die Einordnung als postoperativ erworbenes Lymphangiom sprechen die Erstmanifestation im späten Erwachsenenalter und die fehlenden Hinweise auf diese Neubildung zum Zeitpunkt der Leistenhernienoperation 8 Jahre zuvor.

Key Words
Cystic lymphangioma · Mesenteric cyst · Endothelial cell · Immunohistochemistry · Inguinal hernia

Summary
Abdominal Cystic Lymphangioma Eight Years After Inguinal Herniotomy
Intra-abdominal cystic lymphangioma, accounting for approximately 5% of all cystic lymphangiomas, are mainly congenital in origin. Hence, they are usually diagnosed during the first 2 decades of life – in contrast to mesenteric cysts. In adults, cystic lymphangiomas resulting from malformed and inadequately draining lymphatic channels are rare. We report the case of a 73-years-old male patient in whom a cystic, fluid-filled right epigastric tumour of approximately 10 cm in diameter was diagnosed on routine examination. The past medical history included a bilateral inguinal herniotomy 8 years ago. During the recent operation the cystic tumour was resected from the mesentery of the right colonic flexure without complications. Histopathological examination revealed a cystic lymphangioma with small calcified foci. The facts that the lymphangioma was diagnosed for the first time at the age of 73 years and that it had not been detected at the time of the herniotomy 8 years previously, leave a link between this cystic lymphangioma and the herniotomy subject to discussion.

KARGER

Fax +49 761 4 52 07 14
E-mail Information@Karger.de
www.karger.com

Accessible online at:
www.karger.com/journals/cga

Dr. Annette M. Müller
Institut für Pathologie
Berufsgenossenschaftliche Kliniken
Bergmannsheil-Universitätsklinik
Bürkle-de-la-Camp-Platz 1, D-44789 Bochum (Deutschland)
Tel. +49 234 302-0, Fax -6671, E-mail annette.mueller@ruhr-uni-bochum.de

Einleitung

Lymphangiome sind seltene, gutartige Tumoren aus übermäßig entwickelten, ektatischen Lymphgefäßen, die nach der bis heute gültigen Klassifikation von Wegener aus dem Jahr 1877 [1] in die so genannten einfachen kapillaren, die kavernösen und die zystischen Lymphangiome eingeteilt werden.

Zystische intraabdominale Raumforderungen sind seit dem 16. Jahrhundert bekannt [2]. Das zystische Lymphangiom wurde 1828 erstmals beschrieben [3]. Es ist charakterisiert durch lymphatisches Gewebe und/oder glatte Muskelfasern in der Zystenwand sowie eine Auskleidung der zystischen Räume durch Endothelzellen [4]. Zystische Lymphangiome sind in bis zu 75% im Nackenbereich (hier auch Hygrom genannt), in bis zu 20% in der Axilla und in gut 5% im Mediastinum, in der Lunge, im Ösophagus und intraabdominal (Magen, Dünndarm, Rektum, Milz, Pankreas, Leber) lokalisiert [5–7]. Intraabdominal gelegene Lymphangiome sind eine Rarität [8]; ihre häufigste Lokalisation ist das Mesenterium, gefolgt von Omentum, Mesokolon und Retroperitoneum [9]. Hier treten sie mit einer Häufigkeit von <1% auf [10–12].

Die Inzidenz dieser heute überwiegend als konnatale Fehlbildungen angesehenen Tumoren, deren exakte Diagnose präoperativ problematisch ist, wird mit 1/27000–1/250 000 Krankenhausaufnahmen angegeben [3, 13]. Dabei ist das Kindesalter deutlich bevorzugt: 60–80% werden in den ersten 5 Lebensjahren diagnostiziert [3, 14], 90% in den ersten 2 Lebensjahrzehnten [7]. Sehr selten wird die Erstdiagnose im höheren Erwachsenenalter gestellt.

Wir berichten über das Krankheitsbild eines 73-jährigen Patienten, bei dem bei klinischer Beschwerdefreiheit im Rahmen einer sonografischen Routineuntersuchung eine zystische Raumforderung im Mittel- bis Oberbauch diagnostiziert wurde. Bei einer 8 Jahre zuvor präoperativ wegen einer beidseitigen Leistenherniotomie durchgeführten Diagnostik hatte sich dieser Befund nicht gezeigt. Es wird daher hier die seltene Variante eines zystischen Lymphangioms als postoperative Komplikation einer Leistenhernienoperation diskutiert.

Fallbeschreibung

Anamnese

Einweisung eines 73-jährigen Patienten mit 3 Wochen zuvor in einem CT nachgewiesener, glatt berandeter, flüssigkeitsisodenser, kleinherdig verkalkter Zyste im rechten Mittelbauch von 12 cm Durchmesser, kranial und lateral bis an den rechten Leberlappen reichend, nach dorsal den vorderen Pararenalraum einengend, nach medial und ventral den Gastrointestinaltrakt verdrängend (Abb. 1a). Bei fehlender Möglichkeit einer organtopografischen Zuordnung und Ausbleiben eines pathologischen Enhancement nach i.v. Kontrastmittelgabe stationäre Aufnahme unter der Verdachtsdiagnose einer Mesenterialzyste zur Operation. Anamnestisch Angabe einer progredienten Zunahme des Bauchumfangs seit etwa 8 Monaten, rezidivierender Diarrhöen, jedoch keiner weiteren abdominalen Beschwerden, insbesondere keiner Schmerzsymptomatik. In der Anamnese ist ein Zustand nach Leistenhernienoperation beidseits vor 8 Jahren bekannt.

Aufnahmebefund

170 cm großer, 78 kg schwerer Patient mit nicht druckdolenter Resistenz im rechten oberen Quadranten bei sonst unauffälligem abdominalem Untersuchungsbefund.

Ultraschalluntersuchung: Etwa 12 × 8 cm große, echoarme Raumforderung im rechten Mittel- bis Oberbauch. Laborchemische Untersuchungen ohne Auffälligkeiten.

Therapie und Verlauf

Intraoperativ eine vom Mesokolon ausgehende, etwa 10 cm große, dünnwandige Zyste im Bereich der rechten Flexur, keine Verbindung zum Pankreas oder zur Leber nachweisbar; problemlose Exstirpation der Zyste. Komplikationsloser postoperativer Verlauf.

Pathologisch-anatomischer Befund

Makroskopischer Befund: Bis 8,5 × 6 cm messende Zyste (Abb. 1b) mit Kompartimenten zwischen 0,8 und 7 cm Durchmesser, durch bindegewebige Septen von einander getrennt. Bei der Eröffnung Entleerung von klarer seröser Flüssigkeit.

Mikroskopischer Befund: In den aus uncharakteristischem Bindegewebe aufgebauten und von endothelialen Zellen überkleideten Septen langstreckig lymphatisches Gewebe, teils mit Ausbildung von Lymphfollikeln (Abb. 1c), sowie reichlich glatte Muskelfasern. Kleinherdig umschriebene alte Nekrosen sowie ein kleines Verkalkungsareal in der Zystenwand.

Immunhistochemischer Befund: Stark positive Farbreaktion der glatten Muskelzellen mit dem Antikörper gegen Glattmuskel-Aktin (DAKO, Hamburg, Deutschland; 1 : 60) (Abb. 1d). Ebenfalls starke positive Farbreaktion der die zystischen Räume auskleidenden flachen Zellen mit den Endothelmarkern CD 31 (DAKO; 1 : 1000) (Abb. 1e) und Faktor-VIII-related Antigen (DAKO; 1 : 9000) (Abb. 1f). Keine Reaktion dieser Zellen mit den Antikörpern gegen Vimentin und Keratin.

Diagnose eines zystischen Lymphangioms aufgrund des breiten Saums lymphatischen Gewebes und glatter Muskelfasern in der Zystenwandung sowie des immunhistochemischen Nachweises von die zystischen Hohlräume auskleidenden Endothelzellen.

Diskussion

Klinik

Mesenteriale zystische Lymphangiome können mit abdominalen Beschwerden [15] oder als langsam wachsende schmerzlose abdominale Tumoren auffällig werden. Die Symptome sind uncharakteristisch. Pathognomonische Zeichen bzw. Symptome gibt es nicht. Eine Zunahme des Bauchumfangs wie in unserem Fall ist nur selten beschrieben [16].

Aufgrund seiner weichen Konsistenz ist der Tumor meist lange Zeit nicht palpabel. Er führt jedoch aufgrund seiner Wachstumstendenz – unter anderem aufgrund von Organverdrängungen und/oder Zug an der Mesenterialwurzel – zu (rezidivierenden und unter Umständen kolikartigen) Schmerzen [17, 18]. Übelkeit und Erbrechen werden in 45% der Fälle beschrieben [19]. Bei Kindern wird das Krankheitsbild eher als akut, bei Erwachsenen eher als chronisch beschrieben [20].

Die zystischen Lymphangiome werden mit der Symptomatik eines akuten Abdomens auffällig, wenn sie rupturieren, durch Kompression eine Ileussymptomatik hervorrufen [18] oder es infolge einer Stildrehung zu einer hämorrhagischen Nekrose des Zystenbalges kommt [3, 7]. Komprimieren sie Gefäße,

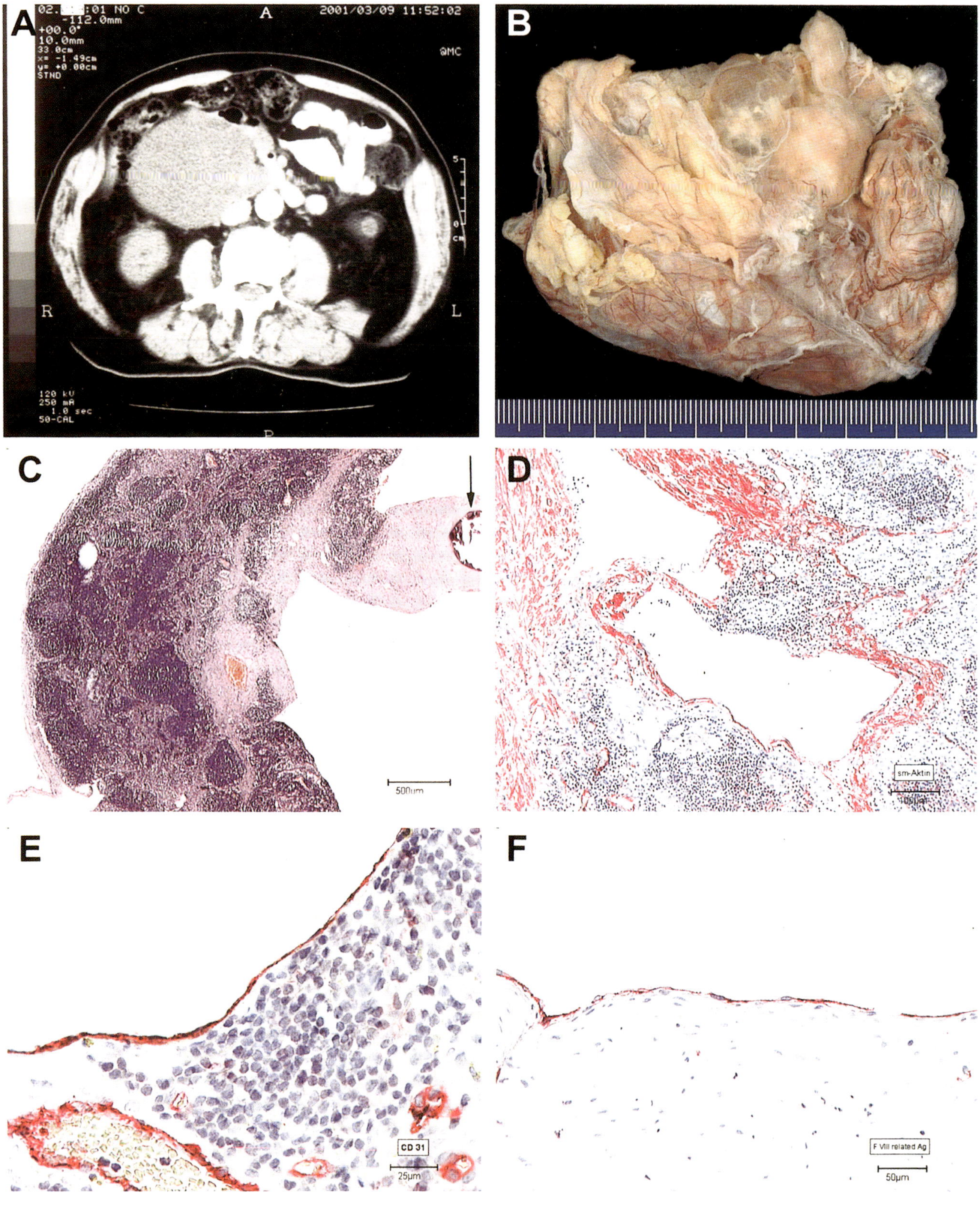

Abb 1. A Computertomografie: Glatt berandete, flüssigkeitsisodense, kleinherdig verkalkte Zyste von 12 cm Durchmesser im rechten Mittelbauch, die lateral bis an den rechten Leberlappen reicht, nach dorsal den vorderen Pararenalraum einengt und nach medial und ventral den Gastrointestinaltrakt verdrängt. **B** Makroskopisches Bild des 8,5 × 6 cm messenden, flüssigkeitsgefüllten zystischen Lymphangioms. **C** Histologisches Bild des zystischen Lymphangioms: Breite bindegewebige Zystenwand mit kräftig entwickeltem lymphatischem Gewebe, teils mit Ausbildung von Lymphfollikeln und glatten Muskelfasern, neben einer bindegewebigen Septe mit kleiner Verkalkung (Pfeil). **D** Zystenwand mit darin gelegenen kleineren Zysten mit immunhistochemischer Darstellung der glatten Muskelfasern mit Antikörpern gegen Glattmuskel-Aktin (sm-Aktin). Zwischen den immunhistochemisch rot angefärbten glatten Muskelfasern liegt kräftig entwickeltes lymphatisches Gewebe. **E** Immunhistochemische Darstellung der die zystischen Hohlräume ausgekleidenden Endothelzellen mittels des endothelialen Markers CD 31. Des weiteren positive Anfärbung der Endothelzellen kleiner, in der Zystenwand gelegener Blutgefäße. **F** Luminaler Abschnitt der Zystenwand mit stark positiver immunhistochemischer Reaktion der die Zystenwand auskleidenden Endothelzellen mit dem Antikörper gegen Faktor VIII-related Antigen.

Tab. 1. Differentialdiagnose zystischer mesenterialer Tumoren [9]

Dysontogenetische Zysten
(inklusiv enteraler, urogenitaler und Dermoidzysten)
Traumatische oder postentzündliche Pseudozysten
Erregerbedingte Zysten
(mykotisch, parasitär, tuberkulös)
Lymphangiome und Lymphangioendotheliome
Zysten abdominaler Organe
Leber (Hydatiden, Hämangiome)
Milz (Epidermoidzyste)
Pankreas (Pseudozysten)
Ovar (zystisches Teratom; Dermoidzyste)
Nieren (polyzystische Nieren)

können sie Ursache entzündlicher Veränderungen bis hin zu Darminfarzierungen sein. Eine Keiminvasion bzw. Infektion eines zystischen Lymphangioms ist eine Rarität [20]. In bis zu 50% der Fälle kommt es zusätzlich zur Aszitesbildung [16]. Dieses Phänomen ist bei Mesenterialzysten nicht beobachtet [7].

Präoperative Diagnostik

In den meisten der publizierten Fallbeschreibungen zystischer Lymphangiome konnte die Diagnose präoperativ nicht gesichert werden [21]. Die Laborbefunde sind erwartungsgemäß unspezifisch. Weder Übersichtsaufnahmen des Abdomens noch Kontrastmitteleinläufe ergeben spezifische Befunde, sondern zeigen lediglich bei größeren Tumoren eine Verdrängung bzw. Kompression angrenzender Organe. Sensitiver sind die Sonografie (Sensitivität >85%) [22, 23], die Computertomografie sowie die Kernspintomografie. Letztere gilt heute insbesondere zum Ausschluss einer Organinfiltration bei Kindern und Jugendlichen als Goldstandard [21]. Auch wenn die endgültige Diagnose erst histopathologisch gesichert werden kann, kann mit Hilfe bildgebender Verfahren die Verdachtsdiagnose einer mesenterialen Zyste – wie bei unserem Patienten – heute bereits präoperativ gestellt werden.

Differentialdiagnose

Abgesehen von verschiedenen zystischen intraabdominalen Läsionen (Tab. 1) sind die zystischen Lymphangiome aufgrund unterschiedlicher Altersverteilung, Lokalisation und biologischen Verhaltens insbesondere von den makroskopisch nicht unterscheidbaren Mesenterialzysten und den multilokulären peritonealen Einschlusszysten abzugrenzen (Tab. 2), wobei die Differenzierung aufgrund ihres histopathologischen Bildes erfolgt.
Die Abgrenzung der Lymphangiome von den dysontogenetischen, ein- oder mehrkammerigen Mesothel- bzw. Mesenterialzysten bzw. benignen multizystischen Mesotheliomen mit ebenfalls einschichtig flacher bis kubischer Zellauskleidung (hier durch Mesothelzellen) ist mittels immunhistochemischer Zusatzuntersuchungen– wie im vorliegenden Fall – gut möglich.
Ebenfalls relativ einfach gelingt die histopathologische Abgrenzung der Lymphangiome von den multilokulären peritonealen Einschlusszysten, die auch als postoperative Peritonealzysten bezeichnet werden. Dabei handelt es sich um im Durchschnitt etwa 13 cm große zystische Tumoren, deren floride oder chronisch entzündlich alterierte Zystenwände von hufnagelartig in das Lumen ragenden, oft mehrreihigen oder papillär angeordneten Mesothelzellen ausgekleidet werden.
Daneben sind die mesenterialen zystischen Lymphangiome von den in der Darmwand gelegenen zystischen Lymphangiomen, die endoskopisch als Polypen imponieren und zum Teil durch Polypektomie therapiert werden [3, 23], abzugrenzen.

Ätiopathogenese

Da die meisten Lymphangiome klinisch während der Kindheit manifest werden und sich in Arealen entwickeln, in denen die ersten embryonalen lymphatischen Säcke lokalisiert sind (Nacken, Axilla), geht man heute davon aus, dass es sich bei den *kindlichen* zystischen Lymphangiomen um entwicklungsgeschichtliche mesenchymal-vaskuläre Fehlbildungen handelt [9]. Diesbezüglich gilt die Theorie von Godart [24] als akzeptiert, dass die beim 9–12 mm langen Embryo auftretenden Lymphspalten im Mesenterium nicht konfluieren und mit dem venösen System kommunizieren, gegebenenfalls auch proliferieren und sich hygromartig erweitern, was dann ihren zystischen Charakter verursacht. Devens und Neuhäuser [25] gehen hingegen von einem versprengten Keim des lymphatischen Gewebes im Sinne eines Hamartoms aus.
Daneben sind zystische Lymphangiome aufgrund exogener Ursachen (chirurgische Eingriffe, Bestrahlung, lokalen Infektionen, Blutungen, Entzündungen) beschrieben [20, 26–28]. Hier entstehen die zystischen Lymphangiome als Folge von Fibrosen und Obstruktionen der Lymphgefäße, die durch Blutungen oder Entzündungen verursacht werden, wobei nach Elliott et al. [29] insbesondere eine Unterbrechung der mikroskopisch kleinen lymphovenösen Shunts eine Rolle spielen soll.
Noch nicht endgültig geklärt ist, ob das zystische Lymphangiom eine eigene Entität oder das Endstadium eines kavernösen Hämangioms darstellt, bei dem die kavernösen Hohlräume in zystische Hohlräume umgewandelt worden sind.
Beim vorliegenden Krankheitsbild wurde das zystische Lymphangiom erst im höheren Lebensalter diagnostiziert, d.h. 8 Jahre nach einer beidseitigen Herniotomie. Zum Zeitpunkt der beidseitigen Leistenhernienoperationen hatte sich hierfür kein Hinweis ergeben. Daher und aufgrund der herdförmig ausgebildeten alten Nekrosen sowie der umschriebenen Verkalkung ist in erster Linie ein zystisches Lymphangiom auf dem Boden einer reaktiven tumorförmigen zystischen Lymphangiektasie bei postoperativ verursachter Lymphabflussstörung zu diskutieren [9].

Tab. 2. Vergleich zwischen Mesenterialzyste und zystisches Lymphangiom

Kriterium	Mesenterialzyste	Zystisches Lymphangiom
Ätiologie	dysontogenetisch nichtparasitär nichtdermoidal/postentzündlich	kongenital/Hamartom erworben
Lokalisation	in unmittelbarer Nähe des Mesenteriums	intraabdominal (<1% der Fälle)
Wachstum	verdrängend	angeboren: infiltrierend erworben: verdrängend
Makroskopie	mono-/multizystisch durchschnittliche Größe 4,7 cm [7]	mono-/multizystisch durchschnittliche Größe 8,8 cm [7]
Mikroskopie	Bindegewebe Mesothelauskleidung	Bindegewebe glatte Muskelzellen lymphatisches Gewebe Endothelzellauskleidung
Immunhistochemie	Vimentin Keratin	Faktor-VIII-related Antigen CD 31
Zysteninhalt	serös/chylös	serös/chylös
Alter	70% der Patienten >10 Jahre höchste Inzidenz: 40. Lebensjahr	90% der Patienten <2 Jahre
Häufigkeit	1/34 000–1/105 000 Krankenhausaufnahmen	1/27 000–1/200 000 Krankenhausaufnahmen [3], davon 1% abdominal
Symptomatik	selten und uncharakteristisch meist erst bei großen Zysten Kinder: akut Erwachsene: eher blande	früher oder später immer, uncharakteristisch Kinder häufig akut Erwachsene: eher chronisch rezidivierend
Komplikationen	Ruptur, Volvulus, Torsion, Einblutung/Infarzierung	s. Mesenterialzysten zusätzlich: bis 50% Aszites
Rezidivneigung	nicht bekannt	Entfernung: vollständig: bis 27% unvollständig: bis 100%
Therapie	Exstirpation	vollständige Resektion, unter Umständen Teilresektion von Darmanteilen

Therapie

Da zystische Lymphangiome – im Gegensatz zu Mesenterialzysten – ein bedingt aggressives, eventuell auch invasives Wachstumsverhalten zeigen [7], kann oft nicht mit letzter Sicherheit entschieden werden, von wo die zystischen Lymphangiome letztendlich ihren Ursprung genommen haben. Dies erschwert ihre Resektion im Gesunden.

Daher ist insbesondere bei angeborenen abdominalen Lymphangiomen eine frühzeitige Exzision empfehlenswert [7]. Größenwachstum, Ausbreitung per continuitatem und die Schwierigkeit, dass bei der Resektion zum Teil keine definierte Wandung lymphangiomatöser Zysten vorgefunden wird, erschwert unter Umständen die Abgrenzung vom umliegenden Gewebe. Daher muss bei einer verspäteten Operation oft eine Teilresektionen von Darm oder parenchymatösen Organen in Kauf genommen werden, um eine Totalentfernung zu gewährleisten [7].

Bis heute gilt die *komplette* chirurgische Resektion als einzige kurative Therapie des Lymphangioms. Die Rezidivquote beträgt hier 0–27% [7], steigt aber auf 53–100% bei inkompletter Resektion an [2, 7]. Ebenfalls eine hohe Rezidivquote weist bisher noch die Injektion von z.B. Bleomycin, Ethibloc, Steroiden, OK-432, 50%ige Dextrose oder Tetracyclinen (primär oder in Kombination mit einer Teilresektion) [7, 21] auf, die neben einer oft inkompletten Destruktion mit einer Rezidivquote von bis 100% [30] auch mit der Gefahr einer iatrogenen Infektion behaftet ist [21]. Die Rezidivquote bei Ablation mittels Argon-Beamer und Laserstrahl wird mit bis zu 40% angegeben [30]. Allerdings kommt diesen Methoden bei nicht resektablen Lymphangiomen oder Inoperabilität aufgrund eines schlechten Allgemeinzustands eine hohe Bedeutung zu [31]. Bei einer Rezidivquote von bis 100% ist die Marsupialisation seit langem nur noch von historischem Interesse [10, 22].

Fazit für die Praxis

Das zystische Lymphangiom muss bei Erstdiagnose im späten Erwachsenenalter und einem anamnestisch bekannten Zustand nach Voroperation als eine postoperative Komplikation mit in die differentialdiagnotischen Überlegungen einbezogen werden und ist – wie die angeborenen Lymphangiome – mittels kompletter operativer Resektion heilbar. Für die präoperative richtige Diagnose ist bei fehlenden pathognomonischen Befunden neben der bildgebenden Diagnostik auch die Anamnese wichtig. Die letztendliche Diagnosesicherung ist aber erst histopathologisch möglich. Die Resektion kann – wenn es nicht zu akuten Komplikationen kommt – elektiv erfolgen.

Literatur

1 Wegener G: Ueber Lymphangiome. Arch Klin Chir 1877;20:641–670.
2 Caropreso PR: Mesenteric cysts: A review. Arch Surg 1974;108:242–246.
3 Daniel S, Lazarevic B, Attia A: Lymphangioma of the mesentery of the jejunum: Report of a case and review of the literature. Am J Gastroenterol 1983; 78:726–729.
4 Bliss DP Jr, Coffin CM, Bower RJ, Stockmann PT, Ternberg JL: Mesenteric cysts in children. Surgery 1994;115:571–577.
5 Abe H, Kubota K, Noie T, Bandai Y, Makuuchi M: Cystic lymphangioma of the pancreas: A case report with special reference to embryological development. Am J Gastroenterol 1997;92:1566–1567.
6 Rohrborn C, Alles JU: Verkalktes Lymphangiom der Milz. Ein Beitrag zur Diagnose und Differentialdiagnose von Milzzysten. Chirurg 1994;55:122–124.
7 Stopinski J, Stephan S, Staib I: Intraabdominelle zystische Lxmphangiome und Mesenterialzysten als Ursache abdomineller Beschwerden. Langencks Arch Chir 1994;379:182–187.
8 Galifer RB, Pous JG, Juskiewenski S, Pasquie M, Gaubert J: Intraabdominal cystic lymphangiomas in childhood. Prog Pediatr Surg 1978;11:173–238.
9 Enzinger FM, Weiss SW: Soft tissue tumors; ed 3. St. Louis, Mosby, 1995, pp 679–700.
10 Hancock BJ, St-Vil D, Luks FI, Di Lorenzo M, Blanchard H: Complications of lymphangiomas in children. J Pediatr Surg 1992;27:220–224.
11 Henzel JH, Pories WJ, Burget DE, Smith JL: Intraabdominal lymphangioma. Arch Surg 1966;93:304–308.
12 Volker JA, Botzler R, Hackenjos B, Dennin DE: Retroperitoneal cystic lymphangioma. Z Gastroenterol 1987;25:130–134.
13 Kurtz RJ, Heimann TM, Holt J, Beck AR: Mesenteric and retroperitoneal cysts. Ann Surg 1986;203: 109–112.
14 Sun C-CT, Tank C-K Hill JL: Mesenteric lymphangioma. A case report with transmission and scanning electron microscopic studies. Arch Pathol Lab Med 1980;104:316–318.
15 Greene EI, Kirshen MM, Greene JM: Lymphangioma of the transverse colon. Am J Surg 1962;103: 723–726.
16 Takiff H, Calabria R, Yin L, Stabile BE: Mesenteric cysts and intra-abdominal cystic lymphangiomas. Arch Surg 1985;120:1266–1269.
17 Melcher GA, Rüedi T, Allemann J, Wüst W: Cystic lymphangioma of the mesenterial root as a rare cause of acute abdomen. Chirurg 1995;66:229–231.
18 Schneider B, Krahe T: Ileus in cystic lymphangioma of the omentum. Chirurg 1985;56:347–349.
19 Dalaker K: Chylous cyst of the mesentery of the transverse colon. Report of a case. Acta Chir Scand 1979;145:207–208.
20 Pfeiffer M, Lambrecht W, de Heer K: Klinik, Diagnostik und Therapie der Mesenterialcysten. Zentralbl Chir 1981;106:724–733.
21 Lörken M, Marnitz U, Manegold E, Schumpelick V: Das intraabdominelle Lymphangiom. Chirurg 2001;72:72–77.
22 Hamdi A, Nouri A, Selmi M, Zouari K, Belghith M, Nouri K, Bchir S, Tabka MA: Abdominal cystic lymphangioma in children. Ann Chir 1993;47:553–556.
23 Sato K, Maekawa T, Yabuki K, Tomita N, Eguchi M, Matsumoto M, Sugiyama N: Cystic lymphangiomas of the colon. Gastroenterology 1999;34:520–524.
24 Godart S: Embryological significance of lymphangioma: Arch Dis Child 1966;41:204–206.
25 Devens K, Neuhäuser G: Zystische intraperitoneale Tumoren im Kindesalter. Med Klin 1967;62:969–973.
26 Fisher I, Orkin M: Acquired lymphangioma (lymphangiectasis). Report of a case. Arch Dermatol 1970;101:230–234.
27 Flanagan BP, Helwig EB: Cutaneous lymphangioma. Arch Dermatol 1977;113:24–30.
28 Fonkalsrud EW: Surgical management of congenital malformation of the lymphatic system. Am J Surg 1974;128:152–159.
29 Elliott GB, Kliman MR, Elliott KA: Persistence of lymphatico-venous shunts at the level of the microcirculation: Their realationship to 'lymphangioma' of mesentery. Ann Surg 1970;172:131–136.
30 Alqahtani A, Nguyen LT, Flageole H, Shaw K, Laberge JM: 25 years' experience with lymphangiomas in children. J Pediatr Surg 1999;34:1164–1168.
31 Stein M, Hsu RK, Schneider PD, Ruebner BH, Mina Y: Alcohol ablation of a mesenteric lymphangioma. J Vasc Interv Radiol 2000;11:247–250.

Chirurgische Gastroenterologie Interdisziplinär

Innovationen · Innovations

Chir Gastroenterol 2001;17:348–350

Effektivere Krebsfrüherkennung durch «Optische Biopsie»

Neue Verfahren wie die Zoom- oder Vergrößerungsendoskopie, die optische Kohärenztomographie und die Laser-Scan-Mikroskopie werden zukünftig einen entscheidenden Einfluss auf die Krebsfrüherkennung und das Tumorstaging im Gastrointestinaltrakt haben. Darin waren sich die führenden europäischen Endoskopiker einig, die auf Einladung von Olympus Optical Co. (Europa) GmbH zum 3. European Endoscopy Forum vom 8.–10. Juni 2001 in Faro, Portugal, zusammentrafen [1].

Insbesondere die Live-Schaltung an das Showa University Hospital, Yokohama, Japan, zu Professor H. Inoue zeigte revolutionäre endoskopische Anwendungen neuester technischer Entwicklungen. Mit der so genannten Laser-Scan-Mikroskopie wurde ein Mikroskop entwickelt, das sich erstmals durch den Arbeitskanal eines Endoskops einführen lässt und mit dem verdächtige Läsionen quasi vor Ort histologisch untersucht werden können. Damit könnte in Zukunft das Biopsieren sowie das Anfertigen von aufwendigen Gewebepräparaten überflüssig werden, mit der Folge erheblicher Zeit- und Kosteneinsparungen.

Neben der Laser-Scan-Mikroskopie stellt die optische Kohärenztomographie (OCT) – insbesondere beim Tumorstaging – eine interessante Alternative zum bisher verwendeten endoskopischen Ultraschall dar. Die OCT nutzt – auf der Basis reflektierter Infrarotstrahlung – die hohe Genauigkeit von optischen Interferenzverfahren und erzielt so eine bessere und kontrastreichere Auflösung bei konstanter Eindringtiefe sowie die Bilddarstellung ohne Gewebekontakt. Dies sei besonders bei oberflächlichen Läsionen, d.h. Frühformen von Krebs vorteilhaft, da der Kontakt mit der Ultraschallsonde eine Verzerrung der für das Staging wichtigen Zellstruktur und damit auch der bildlichen Darstellung zur Folge hat, kommentierte Dr. U. Seitz von der Abteilung für Endoskopische Chirurgie am Universitätsklinikum Hamburg, Eppendorf.

Ein weiteres Verfahren, um Frühtumoren zu identifizieren, ist die Chromoendoskopie. Durch das Einfärben des verdächtigen Areals mit einem Kontrastfarbstoff kann die Schleimhautstruktur plastisch hervorgehoben werden. Wie Professor M. Jung vom St. Hildegardis-Krankenhaus in Mainz berichtete, ist diese Technik in Kombination mit der so genannten Zoomendoskopie noch effektiver in der Detektion frühester bösartiger Veränderungen. Diese technische Weiterentwicklung erlaubt dem endoskopierenden Arzt, das Bild eines hoch auflösenden Videoendoskops wie bei einem Mikroskop zusätzlich noch bis zu 100-fach zu vergrößern. Diese in Japan bereits etablierte Methode erlaubt dem Untersucher die Analyse der so genannten «pit-patterns». Dabei handelt es sich um eine Klassifizierung der Fein-Oberflächenstruktur, mit deren Hilfe gutartige und bösartige Gewebe voneinaner unterschieden werden können.

Alle Verfahren verfolgen das gemeinsame Ziel, den Krebs und seine Frühformen aufzuspüren. Derzeit muss vor jeder Therapieentscheidung eine Gewebeprobe entnommen werden, die im histologischen Labor untersucht wird. «Wenn die ‹optische Biopsie› uns in die Lage versetzt, schon während der Erstuntersuchung zwischen gutartigem und bösartigem Gewebe zu unterscheiden, kann die Therapie – nämlich die endoskopische Entfernung des erkrankten Gewebes – sofort im selben Arbeitsgang erfolgen. Damit könnten wertvolle Zeit und hohe Kosten gespart werden», so Professor F. Hagenmüller vom Allgemeinen Krankenhaus Hamburg-Altona, der Vorsitzende des Symposiums in Faro.

Literatur

1 European Endoscopy Forum 2001: Faro, Portugal, Colon Cancer, 8.–10. Juni 2001.

Weitere Informationen bei:
Dorothea Küsters Life Science Communications GmbH
Ellen Dilorenzi, Oberlindau 80–82, 60323 Frankfurt/Main
Tel. 0 69 / 6 19 98 12, Fax 069 / 6 19 98 10
E-mail dilorenzi@dkcommunications.de

Therapie mit dem TNFα-Antikörper Infliximab: Keine Indikation bei Patienten mit dekompensierter Herzinsuffizienz

Die Ergebnisse verschiedener Phase-II-Studien der letzten Monate wiesen bereits darauf hin, dass der Therapieansatz der TNFα-Blockade zur Behandlung einer dekompensierten Herzinsufizienz insgesamt enttäuscht. Dies bestätigen nun auch neueste Daten einer größeren Studie mit dem TNFα-Antikörper Infliximab (Remicade®; ESSEX Pharma GmbH) bei 150 Patienten mit dekompensierter Herzinsuffizienz.

Kardiovaskuläre Erkrankungen wie die chronische Herzinsuffizienz haben seit Jahren die Spitzenposition in der Liste der Todesursachen in den westlichen Industrieländern inne. Trotz neuer Therapien sowie intensiver und konsequenter Primär- und Sekundärprävention ist die Prognose der chronischen Herzinsuffizienz auch heute noch mit der bei malignen Erkrankungen zu vergleichen.

Wissenschaftliche Untersuchungen der letzten Jahre haben gezeigt, dass verschiedene kardiovaskuläre Erkrankungen, wie beispielsweise die Myokarditis oder die dekompensierte Herzinsuffizienz, mit einem erhöhten TNFα-Plasmaspiegel einhergehen. Während bei Gesunden das Zytokin nur in geringen Mengen im myokardialen Gewebe nachzuweisen ist, kommt es bei Patienten mit diesen kardialen Erkrankungen zu einer massiven Anreicherung von TNFα im Myokard. Folge davon können ein linksventrikuläres Remodeling, Lungenödem und Kardiomyopathien sein.

Seit Mitte Oktober 2001 liegen nun die ersten Zwischenergebnisse einer doppelblinden, randomisierten, plazebokontrollierten Phase-II-Studie vor, in der primär die Wirkung des monoklonalen TNFα-Antikörpers Infliximab auf den klinischen Status von Patienten mit dekompensierter Herzinsuffizienz untersucht wurde. 150 Patienten mit dekompensierter Herzinsuffizienz (linksventrikuläre Ejektionsfraktion ≤35%) im fortgeschrittenen NYHA Stadium III und IV erhielten in einem Zeitraum von 6 Wochen – zusätzlich zu ihrer umfangreichen konventionellen kardialen

KARGER
Fax +49 761 4 52 07 14
E-mail Information@Karger.de
www.karger.com

Accessible online at:
www.karger.com/journals/cga

Therapie – entweder drei Infusionen mit Infliximab (5 bzw. 10mg/kg KG) oder Plazebo.
Die ersten Auswertungen einer vorläufigen Zwischenanalyse nach 14 Wochen zeigten jetzt, dass insbesondere in dem Hochdosis-Studienarm die Hospitalisierungs- und Mortalitätsrate im Vergleich zu Plazebo erhöht war. Während 7 der 101 Patienten unter Infliximab-Therapie – 5 dieser 7 Patienten erhielten Infliximab in der hohen Dosierung von 10mg/kg KG – verstarben, kam es bisher bei den 49 Patienten in der Plazebogruppe zu keinem Todesfall. Aus der noch laufenden Nachbeobachtungsphase werden ausführlichere Erkenntnisse erwartet.
Infliximab wird in Deutschland zur Behandlung der aktiven rheumatoiden Arthritis und des schwergradigen, aktiven Morbus Crohn oder eines Morbus Crohn mit Fistelbildung eingesetzt. Nachdem jetzt die Interims-Ergebnisse der Studie bei Patienten mit dekompensierter Herzinsuffizienz bekannt wurden, informiert die ESSEX Pharma GmbH in Absprache mit dem Paul-Ehrlich-Institut die Ärzteschaft über diese Fakten und empfiehlt folgendes Vorgehen:

1. Bei Patienten mit rheumatoider Arthritis oder Morbus Crohn, die zusätzlich an einer dekompensierten Herzinsuffizienz leiden, sollte keine Therapie mit Infliximab begonnen werden.
2. Patienten, die bereits Infliximab erhalten und begleitend an einer dekompensierten Herzinsuffizienz leiden, sollten bezüglich ihres kardialen Status evaluiert werden.
   - Bei Patienten, die eine Verschlechterung ihre Zustandes erleiden, sollte die Therapie mit Inflixmab abgesetzt werden.
   - Bei Patienten mit stabilem Status muss das Vorgehen individuell entschieden werden.

Die bisher vorliegenden Studiendaten erlauben weder Rückschlüsse über den zugrundeliegenden Pathomechanismus dieser Vorfälle noch über einen Zusammenhang mit der verabreichten Dosisstärke. Voraussichtlich werden erst weitere Ergebnisse der Studie ermöglichen, das Risiko einer Behandlung mit Infliximab für Patienten mit dekompensierter Herzinsuffizienz abschließend beurteilen zu können.

Weitere Informationen bei:
TORRE LAZUR • McCANN GmbH
Healthcare Communications
Rosenkavalierplatz 8
81925 München
Dr. med. Anja Sommer (Account Manager)
Tel: 089/920007-15
e-mail: Anja.Sommer@tl-mccann.de

Azathioprin – Mittel der ersten Wahl bei chronisch-aktiven Verläufen von Morbus Crohn und Colitis ulcerosa

Münster, 13. September 2001. Die immunsuppressive Therapie mit Azathioprin (z.B. Zytrim®) ist bei steroidrefraktären oder steroidabhängigen Patienten mit chronisch-aktivem Verlauf eines Morbus Crohn oder einer Colitis ulcerosa das Mittel der ersten Wahl, so das Fazit namhafter Gastroenterologen auf einem Workshop anlässlich der 56. Tagung der Deutschen Gesellschaft für Verdauungs- und Stoffwechselstörungen (DGVS) in Münster. Weitere Indikationen für das potente Immunsuppressivum sind rezidivierende CED-Verläufe mit mehr als zwei aktiven Schüben pro Jahr sowie das Auftreten von Fisteln bei Morbus Crohn.
Azathioprin wirkt antiproliferativ auf mitotisch aktive Lymphozyten und unterdrückt die überschießende Immunreaktion des darmassoziierten Immunsystems. Sein aktiver Metabolit 6-Thioguanin (6-TGN) hat offenbar antientzündliche Eigenschaften und inhibiert zytotoxische T-Zellen und natürliche Killerzellen. Nach einer Latenzzeit von 3–5 Monaten induziert das Immunsuppressivum eine messbare klinische Besserung und erlaubt eine schrittweise Reduktion der Steroiddosis. Binnen weniger Monate kommen etwa 75% der Patienten in Remission. In vielen Fällen kann ganz auf eine Steroid-Medikation verzichtet werden. Die immunsuppressive Therapie sollte langfristig – über etwa 4 Jahre – fortgesetzt werden.
Azathioprin wird im Organismus rasch in 6-Mercaptopurin (6-MP) umgewandelt und anschließend in den aktiven Metaboliten 6-Thioguanin (6-TGN) metabolisiert: Über zwei alternative Stoffwechselwege wird 6-MP über die Xanthinoxidase in 6-Thioharnsäure oder über die Thiopurinmethyltransferase (TPMT) in 6-Methylmerkaptopurin (6-MMP) umgewandelt. Die Aktivität von TPMT ist genetisch determiniert. Etwa 11% der Bevölkerung weisen aufgrund einer Mutation im TPMT-Gen eine verminderte TPMT-Aktivität auf, bei 0,3% der Bevölkerung ist die Aktivität des Enzyms sogar deutlich vermindert bzw. nicht vorhanden. In dieser genetischen Variabilität der TPMT-Aktivität liegt offenbar die Ursache für die individuelle therapeutische Wirksamkeit sowie für dosisabhängige Nebenwirkungen der Azathioprin-Therapie. Bei verminderter TPMT-Aktivität wird mehr Azathioprin zum aktiven Metaboliten 6-TGN metabolisiert. Es entstehen deutlich erhöhte Wirkspiegel, die toxische Effekte wie Leukopenien induzieren können. Andererseits existieren Hinweise, dass Patienten mit einem hohen 6-TGN-Spiegel (> 235) häufiger in Remission kommen als Patienten mit deutlich niedrigeren Konzentrationen.
Das Nutzen-Risiko-Profil der Azathioprin-Therapie ist heute ausführlich dokumentiert. Mögliche Komplikationen können durch regelmäßige Patienten-Arzt-Kontakte und häufige Laborkontrollen (Differentialblutbild, Pankreasenzym, Hämoglobin, Lebertransaminasen) frühzeitig erfasst bzw. verhindert werden. Die Behandlung wird von der Mehrheit der Patienten gut vertragen. Die Häufigkeit relevanter Nebenwirkungen beträgt unter einer Kurzzeittherapie mit Azathioprin bzw. 6-MP 2%, unter einer Langzeittherapie etwa 18%. Bei etwa 15% der Patienten muss die Behandlung aufgrund von Nebenwirkungen abgesetzt werden.
Als dosisunabhängige Nebenwirkungen können bei 3–8% der Patienten Übelkeit, Fieber oder Exantheme auftreten. Ebenso werden ödematöse Pankreatitiden beobachtet, die typischerweise in der 2.–4. Behandlungswoche auftreten und zum Abbruch der Therapie zwingen. Etwa 5% der Patienten entwickeln unter der Azathioprin-Langzeittherapie eine Knochenmarksdepression mit Leukopenie, Thrombopenie oder Anämie, die entweder als langsam voranschreitende dosisabhängige toxische Reaktion entsteht oder aber als plötzlich einsetzende, dosisunabhängige allergische Reaktion auftritt. Schwere Leukopenien entwickeln etwa 1% der Patienten. Weiterhin kann es zu dosisabhängigen Komplikationen wie Hepatopathie oder Infektionen kommen. Schwere Nieren- oder Leberinsuffizienz, Knochenmarksschäden oder schwere Infektionskrankheiten wie Tuberkulose, AIDS oder Virushepatitis gelten als Kontraindikationen für die Azathioprin-Therapie.

Weitere Informationen bei:
Dr. Peter Gerlach
Media Concept GmbH
Höhenstraße 25–27
54655 Malberg
Tel. 0 65 63 96 99-0, Fax -9
E-mail @mediaconcept.de

Wasserstrahl-Chirurgie: Für schonende Dissektion und Präparation

In Ergänzung zu den bereits etablierten chirurgischen Verfahren bietet die Wasserstrahl-Technik völlig neue Anwendungsmöglichkeiten in Chirurgie und Endoskopie. Der präzise Wasserstrahl ermöglicht eine selektive und schonende Dissektion und Präparation von Gewebestrukturen.

Wesentlicher Vorteil dabei: Angrenzende Organe, aber auch Gefäße und Nerven werden bei diesem Verfahren geschont.

ERBE Elektromedizin GmbH nimmt das Wasserstrahl-Chirurgiesystem, HELIX HYDRO-JET®, in sein bisheriges Produktprogramm auf und rundet damit die Dienstleistungspalette von HF-Chirurgie, Kyro- und Ophthalmo-Chirurgie in idealer Weise ab. Der OEM Kooperationsvertrag für den weltweiten Vertrieb dieses innovativen Produkts wurde mit dem Hersteller, ANDREAS PEIN Medizintechnik GmbH, im Juni 2001 unterzeichnet.

Nach mehrjähriger klinischer Bewertung in der offenen Chirurgie, z.B. bei der Leberresektion, in Urologie, HNO und Laparoskopie hat sich die Wasserstrahl-Chirurgie als selektive, schonende und organerhaltende Methode erfolgreich bewährt. Sie wird sich schnell auch in anderen chirurgischen Disziplinen etablieren. Von besonderer Bedeutung ist die Tatsache, dass das System – durch das breite und ständig wachsende Indikationsspektrum – wirtschaftlich betrieben werden kann. Dem Anwender stehen eine Reihe unterschiedlicher Handgriffe und Applikatoren für verschiedenste Eingriffe zur Verfügung.

Der Vorteil des Wasserstrahls gegenüber alternativen chirurgischen Techniken: hohe Selektivität beim Durchtrennen (kein Schneiden!) von Gewebe. Gefäße und Nerven werden bei der Resektion geschont und bleiben weitestgehend funktionsfähig, obwohl das umliegende Gewebe durchtrennt wird. Darüber hinaus ist dieses chirurgische Verfahren in höchstem Maße organerhaltend, da keine thermische oder mechanische Veränderungen der umliegenden Strukturen verursacht werden. Häufig kann der Patient nach einem Eingriff schneller genesen. Der Blutverlust ist durch die gezielte Hämostase, auch bei stark durchblutenden Organen wie der Leber, deutlich reduziert.

Schonend für Gefäße und Nerven lassen sich mit dem HELIX HYDRO-JET® auch so delikate Eingriffe in der Kolonchirurgie durchführen, wie z.B. die totale mesorektale Excision (TME). Darüber hinaus wird diese Technologie klinisch in der Chirurgie der Zunge und der Ohrspeicheldrüse (Parotis) angewendet sowie auch bei der lumbalen Dissektomie in der Bandscheibenchirurgie.

Weitere Informationen bei:
ERBE Elektromedizin GmbH
Waldhörnlestraße 17
72072 Tübingen
Tel. 0 70 71 / 7 55-0, Fax 0 70 71 / 7 55-138
E-mail Sales@erbe-med.de

Neuer Ansatz in der Sepsis-Therapie: Beherrschung der Mikrozirkulationsstörung mit aktiviertem Protein C

Eine erfolgreiche Sepsis-Therapie muss die septische Gerinnungsstörung beherrschen. Darin waren sich die Experten einig, die auf einem wissenschaftlichen Symposium anlässlich der Jahrestagung der Deutschen Gesellschaft für Internistische Intensivmedizin und Notfallmedizin (DGIIN) in Halle über die Beeinflussung der Gerinnung mit aktiviertem Protein C bei Sepsis diskutierten. Unbestritten ist heute, dass im Verlauf der häufig tödlich endenden Sepsis-Kaskade unterschiedliche Gerinnungsparameter außer Kontrolle geraten. Eine überschießende Aktivierung der Gerinnung begünstigt bei herabgesetzter Fibrinolyse Störungen der Mikrozirkulation, die zu Organdysfunktion und Multiorganversagen führen und in bis zu 80% der Fälle mit dem Tod des Sepsis-Patienten enden können. Nach Jahrzehnten erfolgloser Suche zeichnet sich jetzt erstmals eine hoffnungsvolle Behandlungsstrategie der Sepsis ab: Die Wirksubstanz Drotrecogin alfa (aktiviert) von Lilly, rekombinant hergestelltes aktiviertes Protein C, senkte in einer großen multizentrischen Studie das relative Sterblichkeitsrisiko von Sepsis-Patienten gegenüber Placebo signifikant um knapp 20%.

Das septische Krankheitsgeschehen ist gekennzeichnet durch einen dynamischen, meist dramatischen Verlauf: Innerhalb weniger Stunden kann ein Patient über eine Infektion oder ein Trauma nach Unfall oder Operation eine Sepsis, schwere septische Formen mit Organkomplikationen, einen septischen Schock und schließlich ein Multiorganversagen mit tödlichem Ausgang entwickeln. Schätzungen gehen davon aus, dass in Deutschland jährlich etwa 70 000 Menschen an einer Sepsis erkranken, davon entwickeln wiederum etwa zwei Drittel eine schwere Sepsis oder einen septischen Schock. Etwa 50 bis 80% dieser Patienten überleben diese akute Erkrankung nicht.

Bisher stand die Sepsis-Therapie allein auf zwei Pfeilern: Bekämpfung der Infektion durch Antibiotika und chirurgische Herdsanierung und Unterstützung alterierter Organfunktionen durch Vasokonstriktoren, Katecholamine, Ventilation. Die erfolgreiche Beeinflussung der im Sepsis-Verlauf zunehmend aus dem Ruder laufenden Gerinnung war bis vor kurzem nicht möglich.

Genau in dieses für die Patienten fatale Geschehen greift die neue Wirksubstanz, Drotrecogin alfa (aktiviert), rekombinantes humanes aktiviertes Protein C, von Lilly therapeutisch ein. Drotrecogin alfa (aktiviert) hat eine dreifache Wirkung: Zum Einen inaktiviert die Substanz die beiden geschwindigkeitsbestimmenden Faktoren der Gerinnung, Faktor Va und VIIIa, und wirkt damit anti-thrombotisch. Zum Zweiten inhibiert sie PAI-1 und wirkt so pro-fibrinolytisch. Zum Dritten hat Drotrecogin alfa (aktiviert) auch anti-inflammatorische Eigenschaften, indem es die Leukozyten-Adhäsion am Endothel und die Freisetzung von Interleukin-1 (IL-1) und Tumor-Nekrose-Faktor α (TNF-α) durch Monozyten blockiert, so dass die systemische Reaktion abgefangen wird. «Mit dieser Wirktrias gelingt es Drotrecogin alfa (aktiviert) nachweislich, die septisch induzierte Mikrozirkulationsstörung positiv zu beeinflussen und die systemische Entzündungsreaktion zu bremsen», hob Prof. Charles Fisher, Indianapolis/USA, in Halle hervor.

In der kürzlich publizierten multizentrischen PROWESS-Studie [1] an 1690 Patienten mit schwerer Sepsis konnte zum ersten Mal in der unendlichen Geschichte der Sepsis-Studien ein therapeutischer Erfolg gegen die hohe Sterblichkeit gezeigt werden: Drotrecogin alfa (aktiviert) ist die erste Wirksubstanz, die die 28-Tage-Sterblichkeit bei diesem komplexen Krankheitsbild gegenüber Placebo und auf Basis der Standardtherapie signifikant senkt. Bereits nach der zweiten Interimsanalyse hatte ein unabhängiges Data Monitoring Board die Studie vorzeitig beendet, da die angestrebte relative Senkung des Sterblichkeitsrisikos um 18% erreicht worden war. Im Ergebnis zeigte Drotrecogin alfa (aktiviert) eine absolute Reduktion der Sterblichkeit um 6,1% (von 30,8 auf 24,7%) und relativ um 19,4% ($p = 0{,}005$). Prof. Riess erläuterte die Bedeutung dieser statistischen Aussage für die klinische Praxis so: «Mit der neuen Therapie überlebt 1 von 5 Patienten, die ohne diese Therapie an Sepsis versterben. Damit eröffnet die Therapie mit Drotrecogin alfa (aktiviert) eine wirksame neue Behandlungsoption für Patienten mit schwerer Sepsis.»

Literatur

1 Bernard GR, Vincent J-L, Laterre P-F: Efficacy and safety of recombinant human activated protein C for severe sepsis. N Engl J Med 2001;344:699–709.

2 Wissenschaftliches Symposium «Sepsistherapie – Beeinflussung der Gerinnung mit aktiviertem Protein C», anlässlich der Jahrestagung der Deutschen Gesellschaft für Internistische Intensivmedizin und Notfallmedizin, 22. Juni 2001, Halle/Saale.

Weitere Informationen bei:
Dr. Irene Haas
AGC – Agentur für Gesundheits-Communication
Kreuzberger Ring 21
D-65205 Wiesbaden
Tel. 06 11 / 97 48-432
E-mail haas@agc-gesundheit.de

Chirurgische Gastroenterologie interdisziplinär

Chir Gastroenterol 2001;17:351–353

Klinische Fertigkeiten für Ärzte

Herausgeber: *W. Vieten*
Bern, Hans Huber, 2001
365 S., DM 78,–
ISBN 3-456-83399-7

Der Arbeitsmarkt für Ärzte im Praktikum und frisch approbierte Ärzte ist enger und komplizierter geworden; sie werden durch den massiven Kostendruck im Gesundheitswesen nicht selten persönlich unter Druck gesetzt. Insofern ist der Untertitel des vorliegenden Buches «Überlebenshandbuch für die ersten Jahre» berechtigt; er macht deutlich, dass dieses Buch eine Lücke füllt, deren Ausmaß in der Zukunft eher zunehmen wird. Im Vergleich zu den meisten anderen Industrienationen leistet sich Deutschland immer noch ein Medizinstudium, in dem die Theorie groß und das Wort Praxis klein geschrieben wird. Die angehenden Ärztinnen und Ärzte müssen zwar große Mengen an Fakten lernen und speichern; ihnen bringt jedoch kaum ein Lehrer bei, wie man diese Fakten zur Lösung von Problemen einsetzt. Der deutsche Medizinstudent wird z.B. nicht darauf vorbereitet, wie er einen Säugling untersucht, einen Perfusor bedient oder ein Biopsie-Präparat versandfertig macht. Am Bett der Patienten steht somit ein Arzt im Praktikum oder frisch approbierter Arzt, der mit zwei linken Händen ausgestattet zu sein scheint.
Diesem extremen Mangel will das Buch von Wolfgang Vieten abhelfen. Sein erster Teil über zwischenmenschliche Fertigkeiten, verfasst von Marcus Wienands, ist mehr als notwendig und findet sich in keinem anderen Buch, das z.B. die klinischen und physikalischen Untersuchungsmethoden in den medizinischen Fächern beschreibt. Daran schließt sich der zweite Teil Instrumentelle Fertigkeiten, der vom Herausgeber verfasst ist, an. Er beschreibt die wesentlichsten Arbeiten auf der Station, den Umgang mit invasiven Untersuchungsmethoden und geht auf die wesentlichsten Verrichtungen in den Hauptfächern Chirurgie, Frauenheilkunde und Anästhesie ein. Ein besonderes Kapitel ist der Versorgung von Kindern gewidmet. Das Buch ist grafisch bzw. illustrativ durch verschieden große Schriftformen, dreifarbige Tabellen und zahlreiche Farbfotos didaktisch hervorragend ausgestattet. Es ist dadurch relativ umfangreich geworden, jedoch rundherum gelungen. Als minimaler Mangel sollte erwähnt werden, dass sozialmedizinische Aspekte, die täglich an Bedeutung zunehmen, nur am Rande erwähnt werden. Dennoch ist das Buch ohne Einschränkung für den genannten Leserkreis zu empfehlen. Von seiner Lektüre werden auch die Vorgesetzten bzw. «Weiterbilder» der Ärzte im Praktikum und jungen Ärzte profitieren und möglicherweise ein Bewusstsein für ihre zahlreichen Fehler, die sie in der Weiterbildung möglicherweise unbewusst begehen, entwickeln. Sein Preis ist günstig.

K.-J. Paquet, Hannover

Chirurgie

4. überarb. Aufl.
Herausgeber: *R. Berchtold, H. Hamelmann, H.-J. Peiper*
München, Urban und Fischer, 2001
XXVII + 1086 S., 713 Abb., DM 129,90
ISBN 3-437-41926-9

Das vorliegende Werk ist nun bereits die 4. Auflage des Buches von R. Berchtold. Auf 1031 Seiten bietet es, gegliedert in 60 Kapitel, einen ersten Überblick über alle Teilgebiete der Chirurgie und die nahe verwandten Fachgebiete, wie z.B. Neurochirurgie, Handchirurgie und Urologie. Nach jedem Kapitel werden «Praxisfragen« gestellt, zum Teil in Form von Fallbeispielen, mit denen der Lernende das Erlesene in einer realitätsnahen Situation überprüfen kann. Ergänzt wird der fachliche Teil durch einen umfangreichen Anhang mit Glossar, einer Vielzahl nützlicher Serviceadressen und einem ausführlichen und guten Register. Als kleines Bonbon und als Tribut an die heutige Zeit findet sich auch eine CD-Rom mit original IMPP-Prüfungsfragen.
Wiederum ist es den Autoren und den Herausgebern gelungen, ein didaktisch hervorragendes Buch zu erstellen, welches nicht nur für den Studierenden die ersten Schritte in der Chirurgie erleichtert, sondern auch dem Chirurgen in der Facharztausbildung klar gegliedert Anleitung und Unterstützung liefert. Besonders herauszustellen sind die durchgehaltene Gliederung, zunächst in einzelne Kapitel, die farblich über ein am Buchrand sichtbares Register gut voneinander abzugrenzen sind, die konsequente Darstellung der einzelnen chirurgischen Krankheitsbilder nach Symptomen, Diagnose, Therapie und die besondere Farbgebung innerhalb der einzelnen Seiten. Wenn diese Farbgebung auf den «konservativen» Leser etwas befremdlich wirken mag, so zeigt sich ihr besonderer Nutzen bei der tiefergehenden Beschäftigung mit dem Werk. Wichtige Details sind durch Fettdruck, farbige Unterlegung und unterstrichene Typen dergestalt herausgehoben, dass alles Wichtige innerhalb kürzester Zeit effektiv erfasst werden kann. Zusätzlich bietet das Buch zwischen den «gemarkerten»

KARGER
Fax +49 761 4 52 07 14
E-mail Information@Karger.de
www.karger.com

Accessible online at:
www.karger.com/journals/cga

Textstellen genügend Informationen, um einen ersten Schritt in das tiefere Krankheitsverständnis zu erlauben, ohne den Anspruch auf eine umfassende Beschreibung der chirurgischen Krankheitsbilder in allen Details zu haben.
Das Buch besticht durch seine klare und präzise Sprache und kommt daher dem chirurgischen Leser in besonderem Maße entgegen. Es ist eine wertvolle Hilfe in der studentischen Ausbildung und kann auch dem Chirurgen in der Weiterbildung zur Auffrischung seiner Kenntnisse empfohlen werden. Sein Preis ist günstig.

J. Hartung, Hannover

Therapie von Leber- und Gallekrankheiten

2. überarb. und erw. Aufl.
Herausgeber: *W. F. Caspary, U. Leuschner, S. Zeuzem*
Berlin, Springer, 2001
XIII + 527 S., 14 Abb., 97 Tab., DM 99,90
ISBN 3-540-67390-3

Obwohl es auf dem Büchermarkt nicht wenige, meistens umfangreichere Werke zu dieser Thematik gibt, war für dieses offenbar bewährte Buch rasch eine Zweitauflage notwendig. Sie erklärt sich durch die großen Fortschritte auf dem Gebiet der Leber- und Gallekrankheiten in den letzten Jahren, insbesondere durch molekulargenetische Verfahren und neuere Präparate für die Therapie der Hepatitis. Aus der Vertiefung dieser Thematik ist ein interdisziplinäres Buch entstanden, an dem sich 34 Autoren beteiligt haben, die hauptsächlich an der Medizinischen und Chirurgischen Universitätsklinik in Frankfurt, einem Leberzentrum, tätig sind oder dieser Schule entstammen. Gegliedert ist das Buch in Krankheiten der Leber, der Gallenblase und Gallengänge, der Darstellung der Zirrhose mit Komplikationen, der Tumoren der Leber, der Gallenblase und Gallenwege, des akuten Leberversagens und der Transplantationen und schließlich der Pharmakotherapie und Ernährung bei diesen Erkrankungen. Angefügt ist zum Schluss ein Kapitel über sozialmedizinische Beurteilungen bei Leber- und Gallekrankheiten und ein etwas knappes Sachverzeichnis. Fast alle Beiträge sind auf dem neuesten Stand und mit aktuellen Literaturverzeichnissen versehen. Die Beiträge werden durch zweifarbige Tabellen oder besonders hervorgehobene Schriftpartien didaktisch gut illustriert; allerdings vermisst man Abbildungen, insbesondere solche farbiger Art. Dies hätte dem Werk noch mehr «Kick» gegeben. Trotz dieses Mangels kann das Buch dem Hepatologen, hepatobilliären Chirurgen und auf diesem Gebiet tätigen Radiologen und Pathologen ohne wesentliche Einschränkung empfohlen werden. Wegen seiner Kürze wird es der in der Weiterbildung zum Gastroenterologen oder Viszeralchirurgen befindliche Arzt besonders schätzen. Der Preis ist günstig.

K.-J. Paquet, Hannover

Klinische Gastroenterologie und Stoffwechsel

Herausgeber: *G. Adler, C. Beglinger, M.P. Manns, S. Müller-Lissner, W. Schmiegel*
Berlin, Springer, 2000
1103 S., 329 Abb., DM 328,–
ISBN 3-540-65059-8

Es gibt gute Lehrbücher für klinische Gastroenterologie mit gesicherten Neuauflagen, und es ergibt sich die Frage nach dem Bedarf eines neuen Gastroenterologielehrbuches – «Marktlücke» oder Reform der Wissensvermittlung? So beschreiten die fünf Herausgeber einen neuen Weg der Darstellung der Krankheitslehre, indem sie nicht primär Organ-, sondern Erkrankungsursachen-bezogen und Symptom-orientiert die Krankheiten abhandeln. Mehrere Autoren der jeweils am meisten beteiligten Fachbereiche stellen die Kapitel dar und unterstreichen damit den interdisziplinären Charakter des Fachgebietes.
90 kompetente Kliniker und Fachwissenschaftler (leider kein einziger aus den neuen Bundesländern) fassen den neuesten Stand des Wissens in der Gastroenterologie und dem Stoffwechsel zusammen: Der einleitende Komplex behandelt Leitsymptome und Notfallsituationen, u.a. den Abdominalschmerz, das akute Abdomen, Schluckstörungen, Erbrechen, die Gastrointestinalblutung, Meteorismus, Diarrhö, Ikterus, die hepatische Enzephalopathie und Gewichtsverlust; es folgen Abschnitte zu Motilitätsstörungen und so genannten funktionellen Störungen, entzündlichen Erkrankungen, Tumorerkrankungen, genetisch bedingten Stoffwechselerkrankungen, Ernährung und Stoffwechsel, vaskulären Erkrankungen sowie ein Kapitel Gastroenterologie und Schwangerschaft und ein Anhang zu bildgebenden Verfahren.
Jedem Kapitel ist eine Inhaltsübersicht vorangestellt und erleichtert die rasche Orientierung. Ein farblich markierter Text fasst einleitend wesentliche Aussagen des Kapitels zusammen oder hebt diese durch farbige Einkästelung im Text hervor.
Die Krankheitsbilder werden üblicherweise nach Ätiopathogenese, Pathophysiologie, Anatomie, Diagnostik, Klinik, Therapie, Prävention/Nachsorge usw. abgehandelt. Allgemeine Kapitel bilden die Grundlage zu den Hauptabschnitten wie z.B. über die gastrointestinale Motilität, zum Immunsystem bei entzündlichen Erkrankungen des Gastrointestinaltrakts, zum Mechanismus der Entzündung, zur Fibrose bei entzündlichen Lebererkrankungen, über pharmakologische Grundlagen der Säuresekretionshemmung im Magen, über Funktionsdiagnostik und andere bei Dünndarmerkrankungen – um nur einige zu nennen.
Dem speziellen Teil der Tumorerkrankungen werden allgemeine Ausführungen u.a. zu Molekulargenetik, Präkanzerosen, humangenetischer Beratung und Chemotherapie vorangestellt. Es folgt die Abhandlung der Therapie der Tumorerkrankungen nach internistisch-konservativen, interventio-

nellen und chirurgischen Gesichtspunkten – konkurrenzlos, sich alternativ ergänzend als gutes Beispiel interdisziplinärer Einheit der Gastroenterologie; dass die Therapie gutartiger Tumoren im oberen Gastrointestinaltrakt etwas zu kurz kommt, schmälert die Qualität des Buches nicht. Gerade die Tumorkapitel, aber auch der hochaktuelle Abschnitt zur Gentherapie, weisen perspektivische Entwicklungen in der Medizin aus.

Neu und begrüßenswert ist der breite Raum in der organübergreifenden Darstellung von Ernährung und Stoffwechsel – z. B. mit Kapiteln über Diabetes mellitus, Gallensteine, Osteoporose sowie enterale und parenterale Ernährung; analog dazu das Kapitel Gastroenterologie und Schwangerschaft.

Dem Buchaufbau folgend, werden Erkrankungen sowohl Symptom-bezogen als auch im organspezifischen Teil mit entsprechenden Kapitelhinweisen abgehandelt. Synopsis und differentialdiagnostische Überlegungen bei einer Organerkrankung mag am Kapitel über entzündliche Lebererkrankungen verdeutlicht werden: Über Pathophysiologie der Entzündung und Fibrose, Virushepatitiden inklusive virale Lebermitreaktionen, Immunhepatitis, einem Unterkapitel Alkoholhepatitis, Leberabszessen und arzneimittelinduzierten Leberschäden bis hin zu ihren Folgekrankheiten, akutes Leberversagen, Zirrhose, Aszites, spontane bakterielle Peritonitis und andere werden Erscheinungsbild und aktuelle Behandlungsmöglichkeiten der Erkrankungen vermittelt.

Der Buchtext wird durch farbmarkierte Tabellen und Abbildungen hervorragend ergänzt, wobei das Bildmaterial (bis auf wenige Ausnahmen) auch für den Nichtendoskopiker oder Gastroenterologen sehr informativ ist – im Einzelfall ist hier auf Spezialbücher zu verweisen.

Umfangreiche Literaturverzeichnisse ermöglichen dem speziell Interessierten eine Vertiefung des Wissens. Wichtige Textaussagen werden durch Literaturstellen unterlegt, wobei ich mir wünschen würde, dass im Einzelfall mehr die eigene Erfahrung des Autors anklingen sollte. Sehr lobenswert ist die zusammenfassende Darstellung bildgebender Verfahren im Anhang des Buches und ihr rationeller Einsatz auch im Hinblick auf die ökonomischen Zwänge im Gesundheitswesen.

Das Buch ist ein hervorragender Leitfaden für gastroenterologisch interessierte und tätige Ärzte aller Fachdisziplinen, insbesondere aber für Internisten, Gastroenterologen und Chirurgen; darüber hinaus kann es in der Aus- und Weiterbildung befindlichen Ärzten, aber auch Studenten, sehr empfohlen werden. «Gastroenterologie» bedeutet hier nicht Abgrenzung eines Schwerpunktes, sondern integratives Fach in der Medizin.

Es sind dem Buch zahlreiche Auflagen zu wünschen.

E. Schwenke, Magdeburg

Chirurgische Gastroenterologie Interdisziplinär

Tagungen und Kongresse · Meetings and Conferences

Chir Gastroenterol 2001;17:354–355

18.01.–19.01.2001 **Ludwigshafen** Deutschland	**Rhein-Neckar-Forum: 5. Postgraduiertenkurs «Gastroenterologische Notfälle/Refluxkrankheit der Speiseröhre/Onkologie»**	**Information:** Prof. Dr. J.F. Riemann, Frau Gaby Kneissler, Kongresssekretariat, Medizinische Klinik C, Klinikum der Stadt Ludwigshafen gGmbH, Bremserstr. 79, D-67063 Ludwigshafen Tel. +49 621 503 41-11, Fax -12 E-mail MedCLu@t-online.de
18.01.–19.01.2002 **Hamburg** Deutschland	**8. Tagung des Konvents der leitenden Krankenhauschirurgen**	**Information:** Prof. Dr. W. Teichmann, Allg. Krankenhaus Altona, 1. Chir. Abteilung, Paul-Ehrlich-Str. 1, D-22763 Hamburg Tel. +49 40 88 22-1601, Fax -4907 E-mail teichmann@viszeralchirurgie2002.de
20.01.–22.01.2001 **Ludwigshafen** Deutschland	**Gastroenterologisches Seminar**	**Information:** Prof. Dr. J.F. Riemann, Frau Gaby Kneissler, Kongresssekretariat, Medizinische Klinik C, Klinikum der Stadt Ludwigshafen gGmbH, Bremserstr. 79, D-67063 Ludwigshafen Tel. +49 621 503 41-11, Fax -12
24.01.–25.01.2002 **Leipzig** Deutschland	**Internationaler Falk-Workshop: Malignant Liver Tumors: Basic Concepts and Clinical Management**	**Information:** Prof. Dr. J. Hauss, Chir. Klinik und Poliklinik II, Universitätsklinikum Leipzig, Liebigstr. 20a, D-04103 Leipzig Tel. +49 341 971 72-00, Fax -09 E-mail chi2@medizin.uni-leipzig.de
25.01.–26.01.2002 **Leipzig** Deutschland	**18. Jahrestagung der Deutschen Arbeitsgemeinschaft zum Studium der Leber**	**Information:** Prof. Dr. J. Hauss, Sekr. Frau Harms, Chir. Klinik und Poliklinik II, Universitätsklinikum Leipzig, Liebigstr. 20a, D-04103 Leipzig Tel. +49 341 971 72-00, Fax -09 E-mail chi2@medizin.uni-leipzig.de
15.02.–16.02.2002 **Berlin** Deutschland	**Ernährung 2002: Ernährung und Immunsystem**	**Information:** Dr. T. Schütz, Dr. M. Pirlich, Med. Klinik mit Schwerpunkt Gastroenterologie, Hepatologie und Endokrinologie, Universitätsklinikum Charité, Schumannstr. 20/21, D-10098 Berlin Tel. +49 30 450 514-059, Fax -923 E-mail ernaehrung2002@charite.de
13.03.–16.03.2002 **München** Deutschland	**3rd International Congress on Gastroenterological Carcinogenesis**	**Information:** Frau R. Hartmann, Institut f. Pathologie, TU München, Ismaninger Str. 22, D-81675 München Tel. +49 89 41 40-61 23, Fax -48 65 E-mail renate.hartmann@lrz.tu-muenchen.de
18.03.–23.03.2002 **Jena** Deutschland	**Intensivweiterbildungskurs für Internisten**	**Information:** Dr. E. Zinßer, Klinik f. Innere Medizin, Erlanger Allee 101, D-07747 Jena Tel. +49 36 41 93 9330
21.03.–23.03.2002 **Heidelberg** Deutschland	**Erste gemeinsame Tagung der Arbeitsgemeinschaften Minimal Invasive Chirurgie Deutschland, Schweiz und Österreich**	**Information:** Kongresssekretariat, Frau C. Caruso, Chirurgische Universitätsklinik, Abt. f. Allgemeine, Viszerale und Unfallchirurgie, Im Neuenheimer Feld 110, D-69120 Heidelberg Tel. +49 6221 56-6201, Fax -5450 E-mail camic2002@med.uni-heidelberg.de Internet:www.camic.de
22.03.–23.03.2002 **Bad Berka** Deutschland	**20. Berkaer Gespräche: Das metastasierte Karzinom des Gastroenteron und im Gastroenteron** **Der interessante Fall**	**Information:** Prof. Dr. H. Bosseckert, Klinik f. Innere Medizin, Erlanger Allee 101, D-07747 Jena Tel. +49 36 41 93 93 30
06.04.–07.04.2002 **Wiesbaden** Deutschland	**Endoskopie des Internisten**	**Information:** Medconnect GmbH, Brünnleinstr. 10, D-81541 München Tel. +49 89 4141 92-40, Fax -45 E-mail Medconnect@medc.de

KARGER
Fax +49 761 4 52 07 14
E-mail Information@Karger.de
www.karger.com

Accessible online at:
www.karger.com/journals/cga

12.04.–13.04.2002 **Köln** Deutschland	**11. Jahrestagung der Gesellschaft für Gastroenterologie in Nordrhein-Westfalen**	**Information:** Interplan Congress, Meeting & Event Management, Albert-Roßhaupter-Str. 65, D-81369 München Tel. +49 89 54 82 34-37, Fax –44 E-mail s.steinbeiss@i-plan.de
02.05.–04.05.2002 **Leipzig** Deutschland	**11. Kongress der Mitteldeutschen Gesellschaft für Gastroenterologie e.V.**	**Information:** Dr. U. Halm, Med. Klinik und Poliklinik II, Universitätsklinikum Leipzig, Philipp-Rosenthal-Str. 27, D-04103 Leipzig Tel. +49 341 97 122-10, Fax –09 E-mail mgg202@medizin.uni-leipzig.de
07.05.–10.05.2002 **Berlin** Deutschland	**119. Kongress der Deutschen Gesellschaft für Chirurgie**	**Information:** PD Dr. R. Bumm, Frau B. Thiele, Chir. Klinik der TU München, Ismaninger Str. 22, D-81675 München Tel. +49 89 41 40 66-00, Fax –01 E-mail info@chirurgie2002.de Internet http://www.chirurgie2002.de
30.05.–01.06.2002 **Wien** Österreich	**43. Österreichischer Chirurgenkongress**	**Information:** Prof. Dr. R. Schiessel, Chirurgische Abteilung, Donauspital im SMZ-Ost d. Stadt Wien, Lagobardenstr. 122, A-1220 Wien Tel. +43 1 405 13 83-0, Fax –23 E-mail chirurgie2002@medacad.org
11.09.–14.09.2002 **Bonn** Deutschland	**57. Tagung der Deutschen Gesellschaft für Verdauungs- und Stoffwechselkrankheiten mit Sektion für Gastroenterologische Endoskopie**	**Information:** Frau H. Diedenhofen, Frau U. Henseler, Med. Klinik u. Poliklinik I, Allgemeine Innere Medizin, Universitätsklinikum Bonn, Sigmund-Freud-Str. 25, D-53105 Bonn Tel. +49 22 82 87-69 11/12, Fax –91 65 E-mail dgvs200@uni-bonn.de
19.09.–21.09.2001 **Bruchsal** Deutschland	**90. Jahrestagung der Vereinigung Mittelrheinischer Chirurgen**	**Information:** Prof.Dr. H. Thiele, Frau U. Bay, Chir. Klinik, Fürst-Stirum-Klinik, Gutleutstr. 1–14, D-76646 Bruchsal Tel. +49 7251 708 54-26, Fax –50 E-mail thiele@krankenhaus-bruchsal.de Internet www.mittelrheinische-chirurgenvereinigung.de

Chirurgische Gastroenterologie Interdisziplinär

Author Index Vol. 17, 2001 / Autorenverzeichnis Band 17, 2001

Fax +49 761 4 52 07 14
E-mail Information@Karger.de
www.karger.com

Accessible online at:
www.karger.com/journals/cga

Sachwortverzeichnis Band 17, 2001

KARGER
Fax +49 761 4 52 07 14
E-mail Information@Karger.de
www.karger.com

Accessible online at:
www.karger.com/journals/cga

Chirurgische Gastroenterologie Interdisziplinär

Subject Index Vol. 17, 2001

Fax +49 761 4 52 07 14
E-mail Information@Karger.de
www.karger.com
Accessible online at:
www.karger.com/journals/cga

Band/Vol. 17, 2001

Chirurgische Gastroenterologie Interdisziplinär

Gegründet 1984 als «Chirurgische Gastroenterologie mit interdisziplinären Gesprächen» durch A. Akovbiantz, H. Denk, K.-J. Paquet und C.E. Zöckler.

Basel · Freiburg · Paris · London · New York ·
New Delhi · Bangkok · Singapore · Tokyo · Sydney

S. Karger · Medical and Scientific Publishers · Basel · Freiburg · Paris · London · New York · New Delhi · Bangkok · Singapore · Tokyo · Sydney

Die Zeitschrift erscheint vierteljährlich; pro Jahr erscheint 1 Band zu je 4 Heften. Bezugspreis für Jahrgang 17, 2001: DEM 245,– / SFr 184,– einschließlich MwSt., zuzüglich Postgebühren. Der Abonnementpreis ist im voraus zahlbar. Das Abonnement der Zeitschrift läuft weiter, wenn es nicht spätestens 4 Wochen vor Abschluss eines Bandes abbestellt wird.

Abonnementbestellungen können bei jeder Buchhandlung oder direkt beim Verlag aufgegeben werden:

Deutschland:
S. Karger GmbH
Lörracher Str. 16a
D-79115 Freiburg
Tel. +49 7 61 45 20 70
Fax +49 7 61 4 52 07 14
E-mail Information@Karger.de

Übrige Länder:
S. Karger AG
Allschwilerstr. 10
Postfach
CH-4009 Basel
Tel. +41 61 3 06 11 11
Fax +41 61 3 06 12 34
E-Mail Karger@Karger.ch

Anzeigen: S. Karger
Verlag für Medizin und Naturwissenschaften GmbH,
Lörracher Str. 16a, D-79115 Freiburg, Tel. +49 7 61 45 20 70.
Gültig ist die Preisliste Nr. 8 vom 1. Januar 2001.

Verlagsleitung: und presserechtlich verantwortlich: Sibylle Hopf
Redaktionsassistenz: Dr. Hannelore Tenckhoff
Anzeigenleitung: Susanne Meister
Produktionsleitung: Georg Brunner

Gesamtherstellung: KONKORDIA GmbH, Bühl
Das Medienunternehmen

ISBN 3-8055-7252-2

KARGER

Fax +49 761 4 52 07 14
E-mail Information@Karger.de
www.karger.com

Home Page der Zeitschrift:
www.karger.com/journals/cga

Bibliographische Dienste:
EMBASE / Excerpta Medica
Reference Update

Chirurgische Gastro enterologie Interdisziplinär

Inhalt Band 17, 2001

KARGER

Fax +49 761 4 52 07 14
E-mail Information@Karger.de
www.karger.com

Accessible online at:
www.karger.com/journals/cga

Fäkale Inkontinenz

Herausgeber: R. Schiessel, Wien; H.-P. Bruch, Lübeck

Chronische Pankreatitis

Herausgeber: H. Friess, Heidelberg; J.R. Izbicki, Hamburg; J. Mössner, Leipzig; M.W. Büchler, Heidelberg

Aktuelle Aspekte der Milzchirurgie im Kindesalter

Herausgeber: J. Wit, Berlin

Brennpunkte in der laparoskopischen kolorektalen Chirurgie

Herausgeber: R. Bittner, Stuttgart; F. Köckerling, Hannover; E. Bärlehner, Berlin; H.-P. Bruch, Lübeck

Interdisziplinäre Gespräche

Übersichtsarbeit

Originalarbeit

Der interessante Fall

Innovationen

Buchbesprechungen

Tagungen und Kongresse

Chirurgische Gastroenterologie Interdisziplinär

Contents Vol. 17, 2001

Obituary

Laudation

Editorials

Preface

Main Topics

Gastroesophageal Reflux Disease

Editors: K.-H. Fuchs, Würzburg; K. Glaser, Wien; J. Mössner, Leipzig

Cholelithiasis: Interdisciplinary Evaluation

Editors: H. Lippert, Magdeburg; T. Sauerbruch, Bonn; I. Gastinger, Cottbus

KARGER
Fax +49 761 4 52 07 14
E-mail Information@Karger.de
www.karger.com

Accessible online at:
www.karger.com/journals/cga

Fecal Incontinence

Editors: R. Schiessel, Wien; H.-P. Bruch, Lübeck

Chronic Pancreatitis

Editors: H. Friess, Heidelberg; J.R. Izbicki, Hamburg; J. Mössner, Leipzig; M.W. Büchler, Heidelberg

Surgery of the Spleen in Childhood – Current Aspects

Editor: J. Wit, Berlin

Interdisciplinary Discussions

Focal Points in Laparoscopic Colorectal Surgery

Editors: R. Bittner, Stuttgart; F. Köckerling, Hannover; E. Bärlehner, Berlin; H.-P. Bruch, Lübeck

Review Article

Original Article

The Interesting Case Report

Innovations

Book Reviews

Meetings and Conferences